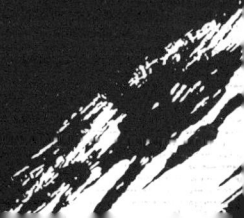

Editions
LOVE OF THE PATH

7.23 3

Stephen Vasey

Laisser faire l'amour

Un chemin surprenant vers la lenteur sexuelle

Illustrations : Natalia Gacic, www.nataliagacic.com
Mise en page : Stefano Boroni, www.graficaboroni.ch
Police utilisée : *Stanley* de Ludovic Balland
Relecture finale : Michèle Mirroir, F. 92260 – Fontenay-aux-Roses
Impression : Interpress, Hongrie

2e réimpression, mai 2014
© Éditions Love of the Path 2013
www.loveofthepath.ch

ISBN : 978-2-9700868-0-2

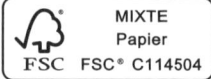

Ce livre est dédié

à Jade et Timour mes enfants, vous êtes le fruit, sexuel et amoureux de vos parents, bousculant et bouleversant. Vous avez révolutionné ma vie. Je vous aime.

à Denise, Turyna, Sharou et Pritama, les femmes de ma vie, à côté desquelles j'ai tellement appris, dans la confrontation et dans l'amour, avec lesquelles j'ai eu l'immense chance de partager tant d'amour. Chacune à son tour, m'a marqué profondément et enrichi au-delà de mes mots. Je vous aime.

à Kathryn et Robin mes parents, dont je suis le fruit, sexuel et amoureux. J'ai une immense gratitude d'être en vie et vivant. Je vous aime.

Sommaire

I

Invitation

Et si la clé d'une sexualité épanouie était d'en faire moins ?

Consultez les rayons si bien fournis d'ouvrages sur le sujet. La plupart vous disent comment augmenter le désir, varier les positions, maximiser vos performances. Promesses de toujours mieux, encore plus.

Ce livre vous propose du moins. Du plus simple, du moins exigeant, du plus accessible. Rien de nouveau, pas de truc efficace ou de bling new tendance. Pas d'effort, pas de savoir-faire, pas de but. Pas de pornographie ou de romantisme. Simplement un peu de simplicité et d'authenticité, dans cette mise à nu qu'est la rencontre de deux êtres qui se cherchent et qui s'aiment.

Faire, c'est rassurant, c'est garder le contrôle, c'est retrouver ce que nous connaissons. Laisser faire, ça ouvre la porte à l'inconnu, à être surpris par soi ou par l'autre.

Chacune et chacun dans sa vie a connu des expériences de laisser-faire. Nous nous sommes déjà fait surprendre le long d'un voyage, dans des actes créatifs ou simplement dans des relations qui comptent. Avec l'âge, nous y sommes parfois obligés, par fatigue, par manque d'énergie ou de capacités physiques.

En travaillant dans cette direction depuis trente ans avec une variété de clients, j'ai observé que pour un grand nombre d'entre eux, redécouvrir consciemment ce laisser-faire agit comme une révélation. Non seulement dans leur sexualité, mais aussi comme art de vivre et de créer. Et pourtant, ensuite, il peut y avoir de grandes résistances à intégrer ou à développer cette attitude. Moins faire, rien faire, laisser faire restent parmi les choses les plus difficile à... faire.

Pourquoi ?

Le laisser faire dont je vais ici parler, ce n'est pas subir ou se soumettre. Ce n'est pas une position basse. Ce n'est pas démissionner. Voilà sans doute ce qui nous retient de laisser faire : l'idée a priori que c'est quelque chose de négatif. Comme si c'était renoncer au faire. Ou l'échec de notre savoir-faire. Et bien sûr il y a l'angoisse de perdre le contrôle. Cette confusion nous éloigne souvent d'une expérience où nous pouvons tenir une position souveraine, sereine, dans laquelle nous décidons de laisser faire. En position faible ou par habitude, nous essayons de contrôler le déroulement des choses pour rester dans notre zone de confort, dans le connu. La maîtrise n'est pas le contrôle, elle consiste à composer avec ce qui émerge et d'en faire quelque chose de satisfaisant pour soi. Acte créateur et un beau challenge.

Dans le jeu des énergies et la chimie d'une rencontre intime, les moments de qualité viennent un peu de ce que j'essaie de faire et beaucoup de ce que je laisse faire. L'énergie sexuelle est expansive, elle a besoin d'espace et de liberté, et elle a besoin que nous ne l'encombrions pas. Cette affirmation va être développée tout le long de ce livre, parfois de manière très pragmatique. Il est probable qu'en le lisant, des expériences que vous avez faites vous reviendront à la mémoire. Je désire vous montrer que vous pouvez répéter ces expériences. C'est une approche sage et mature de la relation. Elle mérite d'être développée.

Ce changement vers la simplicité n'est pas simple. Il s'agit de changer de registre. Comme si nous étions droitier et découvrions enfin l'usage et les vertus particulières et différentes de la main gauche. Comme si nous ne connaissions et ne pratiquions que le masculin et, soudain, nous était offert le vaste et océanique univers féminin.

C'est un jeu de polarité, la danse des rôles. C'est se réveiller de notre côté mécanique et jouer un peu plus que l'habitude, jouer plus de diversité. C'est s'approprier soi-même et être plus complet.

Ce livre se veut pragmatique. Toutes les propositions offertes ici peuvent rester théoriques et mentales. Mais selon votre disposition, elles peuvent vraiment devenir une source d'inspiration, un encouragement à risquer, une incitation à désobéir à votre routine. À moins vous précipiter dans vos habitudes, dans ce petit monde familier et connu. Et alors, dans cet autre rythme, avec cette lenteur aimable, elles vous impliqueront d'une manière autre et surprenante, et vous pourrez être touché par plus de profondeur. Ce livre n'a pas inventé la poudre et ne mettra pas le feu, mais il nous rappelle la goutte d'eau qui, discrètement, devient l'océan. La direction de ce travail n'est pas de réussir un acte sexuel. Elle est de vivre une rencontre vraie et satisfaisante avec votre partenaire intime. Elle veut vous aider à ralentir, à vous détendre sur le sujet, à vous mettre à l'aise, à vous mettre dans une disposition qui vous donnera plus de chances de vivre une rencontre amoureuse satisfaisante.

Premiers Regards

Petite pancarte vue dans une cafétéria: *SEXE* en grandes lettres agicheuses, puis en petites lettres: *Maintenant que nous avons votre attention, nous vous demandons de bien vouloir ranger votre plateau dans le meuble prévu après avoir fini votre repas. Merci.*

Ce livre aimerait attirer votre attention sur une possibilité de choisir

Faire ou laisser faire.

Ce choix nous vient lorsque nous entreprenons du bricolage avec notre enfant: faire avec lui (ou à sa place!) ou bien le laisser faire, le laisser découvrir, se tromper et apprendre.

Ce choix nous est aussi donné avec notre collègue au bureau: nous affirmer et orienter le travail à faire ensemble ou le laisser faire à sa guise et le suivre dans son approche.

Dans la rencontre amoureuse, faire ce que je connais qui marche bien et faire ce que ma partenaire aime, ou laisser faire les corps sans tenter d'arriver à un but.

Les deux approches existent et peuvent être valables. Nous avons donc un choix.

Nous pouvons apprendre à nous donner ce choix, si nous sommes attentifs, présents. Si nous sommes en mode automatique, il se peut que nous nous précipitions, que nous soyons trop rapides et, comme un petit soldat au front, nous exécutions le programme avec entrain et comme d'habitude. En mode présent, nous pouvons ralentir et choisir.

Dans l'intelligence du moment, nous avons donc la liberté de choisir de faire, d'agir, de donner une énergie pour orienter le cours de l'instant; nous pouvons aussi décider de laisser faire, de laisser se développer et d'accueillir ce qui se met à vivre.

Faire ou laisser faire, les deux approches peuvent être en alternance, complémentaires et efficaces, tout en comportant des limites.

Ce livre aimerait attirer votre regard et votre sensibilité sur les dimensions relationnelles et aimantes de la rencontre sexuelle. Pas sur l'aspect extraordinairement excitant et parfois lourd de promesses qu'offre la sexualité.

Notre sexualité permet de faire des enfants, de développer un certain plaisir sensuel et excitant; c'est aussi un moment d'intimité et d'échange qui donne l'occasion d'exprimer et de partager l'amour que nous portons à notre partenaire; c'est encore un moment où nous sommes en contact avec quelque chose de plus grand que nous, parfois transcendant. Ces dernières dimensions semblent s'user ou être difficiles à partager, souvent dans la durée, non par désintérêt mais par ignorance, par maladresse ou par inconscience.

Ce livre est pour tout le monde

Pour les nouveaux amants qui se réveillent la nuit pour faire l'amour tant le désir est fort. Ils surfent sur la vague et ont le privilège de laisser faire la passion. Les couples qui sont dans la phase où le désir monte sans crier gare, au milieu des champs, dans l'ascenseur, ou qui, portés par un simple regard, laissent faire les élans de leurs cœurs amoureux. Ils peuvent apprendre à goûter au paradoxe de se relaxer dans un intense état d'excitation, surfer sur le sommet de la vague ou juste derrière sa crête. Et de recommencer encore... Cette intensité est un vrai cadeau, et, parfois, peut avoir ses limites: mon amie Chris racontait cette histoire terrible et drôle à la fois. Une nuit d'amour torride avec un de ses partenaires, lui, qui «travaillait» depuis un certain temps, haletait comme un phoque, pris dans un élan mécanique solitaire et sans fin, elle lui dit: «tu peux arrêter de ramer, on est sur la plage!»

Ce livre est aussi pour les amants fatigués. La fertilité baisse chez les hommes, le désir aussi semble fragile. Les femmes vivent des moments de baisse de désir dans diverses étapes de leur vie. L'excitation diminue dans un couple durable, parfois chez l'un des partenaires, parfois chez les deux.

Ce livre propose une approche simple et peu technique pour permettre de restaurer et de soutenir non pas le désir, mais l'intimité sexuelle dans le couple.

Simplement. L'idée d'une excitation et d'un désir comme au premier jour peut être abandonnée sans panique. L'intimité tant recherchée ne passe pas à tout prix par une bonne excitation. La recherche tendue, voire angoissée, du feu des débuts ou de notre jeunesse peut devenir pathétique. À voir, le film de Roman Polanski *Lune de fiel*.

La sexualité est expansive, toute crispation est antisexuelle. Le plaisir et la satisfaction ne sont pas subordonnés au désir. Un autre chemin existe et ce livre en parle.

Ce livre vous invite à l'exploration

Nous avons tous découvert et inventé une partie de notre sexualité. Lorsque j'avais quatorze ans, je me délectais du premier Playboy que j'avais osé m'acheter. Ces femmes étaient tellement belles! J'étais ému et tout mon corps frétillait. J'étais couché sur mon lit, sur le ventre, à feuilleter les pages, à dévorer les images, en sécurité, sans personne d'autre dans l'appartement. Quand soudain j'eus une sensation forte et plaisante dans mon bas-ventre et dans mon sexe. Sensation très agréable et nouvelle. Je n'ai rien compris ni pourquoi mon slip était mouillé. À cette époque, il était courant qu'un enfant de mon âge fût ignorant de toute information sexuelle. La même nuit, bien guidé par ma mémoire, j'ai pu discrètement reproduire dans le noir cette extraordinaire expérience. J'avais inventé un truc nouveau avec le corps! J'étais sûr d'avoir découvert l'Amérique. Je me suis dit: «Ça, je vais l'annoncer et le partager avec le monde entier!» (Un vrai métier?) Néanmoins, je ne fus pas trop déçu d'apprendre plus tard que ce que j'avais vécu avait un nom, la masturbation, et que d'autres l'avaient inventée avant moi!

Avec mon expérience personnelle et professionnelle des trente dernières années, je suis convaincu que la découverte innocente et l'improvisation créatrice dans la sexualité nous apportent beaucoup. Néanmoins, nous avons à apprendre et à désapprendre, pour affiner notre implication. Il y a beaucoup de vertu à être élève, étudiant ou disciple de la sexualité amoureuse, à être initié par l'autre, à être inspiré par ses pairs, par des livres, par des femmes et des hommes éclairés... Mais nous pouvons apprendre et nous avons à désapprendre certains conditionnements, certains schémas de comportements qui nous viennent du collectif. Ce livre souhaite vous aider à vous mettre dans le rôle de l'expérimentateur, à tirer des leçons, à désobéir à ce que vous croyez savoir ou à vous amuser en plongeant dans l'inconnu.

Aimer et s'émouvoir

Dans l'intimité, nous n'avons pas besoin de nous montrer forts ou en contrôle. Nous sommes nus, ouverts et notre partenaire a accès à nous tels que nous sommes. Et souvent, c'est cela qui active une ouverture, un réveil de certaines énergies, sexuelles, du cœur, de notre esprit. Elles se mettent alors à vibrer ensemble, sans effort et sans notre aide. Parfois, nous pouvons laisser faire l'amour, nous pouvons créer de l'espace et de la sécurité pour contenir, accueillir ce qui vit dans nos cœurs et dans nos sexes. Nous pouvons apprendre à aimer ce qui nous dépasse, ce qui nous surprend, ce qui nous émeut.

Ce livre ne veut pas montrer comment faire, mais comment faire moins d'effort, comment laisser faire, comment nous préparer et nous disposer à laisser vivre ce qui se fait tout seul lorsque nous sommes en vie et «en amour».

Oui, il y a quelque chose dans l'amour qui nous échappe, qui nous dépasse. Et c'est bien ainsi. C'est aussi cela qui nous touche tellement, c'est ce qui nous bouleverse et qui donne un sens à la relation amoureuse et sexuelle. Ne rien faire et ne rien chercher à savoir est parfois la chose la plus difficile à expérimenter et, paradoxalement, c'est une attitude créatrice. Elle permet une disponibilité bien meilleure à ce qui peut se passer dans l'instant. Être présent dans la relation (et nous allons illustrer ce point largement par la suite) permet une certaine alchimie corporelle et énergétique qui peut dépasser toutes les techniques, aussi futées soient-elles.

Ce livre aimerait vous aider à vous désencombrer

S'il y parvient, s'il vous permet de vous mettre à l'aise et vous amène à vivre la rencontre amoureuse de manière plus simple, plus dépouillée, il aura été utile. S'il peut vous aider à vous déshabiller de vos croyances, de vos pressions, de vos lourdeurs et vous permet de vous présenter un peu plus nu devant celle ou celui qui vous aime, alors peut-être pourrez-vous vraiment vivre l'intimité sexuelle de manière durable.

Il est vrai que, armé de ce qui a marché, de ce que nous croyons devoir faire et de la noble mission d'atteindre un but, seul ou ensemble, le but de l'orgasme par exemple, nous gagnons parfois une certaine force, une motivation et une satisfaction face à l'effort accompli. Ces enjeux, variés et nombreux, lorsqu'ils sont compulsifs et insistants, para-sitent le moment précieux de la rencontre. Ils viennent sur-tout de nos névroses, de nos complexes, de nos insécurités et ne sont pas à leur place lorsqu'ils squattent nos esprits et nos espoirs d'une relation réussie. La conséquence en est un certain stress, une difficulté à lâcher prise et à s'ouvrir à l'expansion, aux dimensions de ce qu'est vraiment une ren-contre amoureuse.

Être simplement disponible.

La sexualité amoureuse se réalise mieux lorsqu'elle ne s'occupe pas d'atteindre un but, quel qu'il soit.

Nous pouvons imaginer humblement qu'elle est au service d'une rencontre, d'un partage, d'une communion de cœur à cœur et d'une communion entre les organes d'amour de la femme et de l'homme.

En relation et présent

Ce qui est important dans une relation, ce n'est pas seulement d'être avec l'autre, mais c'est d'être aussi... en soi. Présent à soi. Si ce n'était que l'autre qui était important, qui donc jouirait de l'autre? Par définition, dans une relation, il y a de la place pour deux personnes. Ou de manière plus technique, la relation ce n'est pas l'autre, c'est moi et l'autre, ou l'autre et moi, selon votre croyance. Se perdre dans l'autre, s'oublier n'aide pas la relation. Ceci devient encore plus vrai pour l'amour sexuel entre deux personnes :

il y a davantage d'énergie, davantage de possibilités, davantage de «mariage» possible lorsque les deux individus, entiers, sont habités, présents et émergent librement dans la relation.

Présents de corps, de cœur et d'esprit.

Rien ne nous oblige à vivre entièrement. Il est vrai que parfois nous ne sommes présents qu'en apparence, nous pouvons regarder notre partenaire et être complètement ailleurs, perdus dans nos pensées vagabondes ou obsessionnelles. Nous en avons le droit, c'est normal et admis en société, mais pour la plupart d'entre nous, nous n'en sommes pas conscients et, surtout, nous n'en sommes pas satisfaits. Est-ce notre choix d'être dans le «fais l'amour à mon sexe, mon cœur et mes tripes sont en voyage»? Cela a des conséquences... L'échange peut être protocolaire, superficiel, il n'engage pas nos forces vives, notre richesse, notre profondeur. Ce livre aimerait suggérer des pistes pour nous aider à sortir de la division, de la fragmentation, à inclure un peu plus de qui nous sommes, de ce que nous avons à exposer, à rayonner, à partager, et particulièrement pour ce moment privilégié qu'est la réunion sexuelle. Moins faire, être plus présent. L'union peut se faire alors en soi et avec l'autre... certainement.

L'étonnante blague de la satisfaction

Pourquoi certaines personnes sont-elles satisfaites et d'autre pas ? Pourquoi M. Torpedo n'est-il pas satisfait alors qu'il a des rapports deux fois par semaine et qu'il éjacule chaque fois ? Pourquoi Mme Versnoël est-elle satisfaite alors qu'elle ne connaît pas l'orgasme et qu'elle ne sait pas qu'il pourrait en être autrement ? (Témoignages authentiques.)

> **Pourquoi les personnes animées de grands idéaux pour la sexualité sont-elles souvent les plus frustrées ? La satisfaction ne repose-t-elle donc sur rien d'objectif ?**

Ce livre vous propose une attitude qui peut vous permettre davantage de satisfaction, mais l'adopterez-vous ? Et si cette attitude préconisait la perte de tout espoir, de toute attente sur la prochaine rencontre ? Pas facile, mais cela s'apprend.

Je vous invite à me lire et à me suivre dans un petit voyage appelé «Laisser faire l'amour». Le climat est doux, le billet ne coûte pas une roupie. Il n'y a pas de pilote ni de contrôleur, encore moins de destination. Le chemin est simple car il est inconnu. Le train en marche n'est tellement pas pressé qu'il est possible de monter ou de descendre en route. Il n'y a pas besoin de carte, mais il y a un guide (intérieur) qui vous accompagne toujours, vous n'êtes donc pas tout seul. Le carbu-

rant est sans limite et vous pouvez envoyer des cartes postales à tout instant.

Un peu d'histoire

Le concept même de couple semble être une invention contemporaine datant des années 1970 comme l'écrit Philippe Brenot, psychiatre et anthropologue, auteur de *L'Invention du couple,* (éd. Odile Jacob). Avant existaient la famille, le ménage, une entité plus large. Nous avons donc acquis la conscience que le couple peut, devrait, doit exister en tant que tel. Et naissent alors un cortège d'idéaux et de revendications. Nous investissons le couple en lui donnant la mission de répondre à une multitude d'attentes. Il doit être à la hauteur de satisfaire notre besoin de sécurité, d'amour, de sexualité, de partenariat de vie, de parentalité, de partenariat professionnel, de partenariat sportif, de rempart contre la dureté du monde, de réconfort et de conseil, voire de coaching ou aujourd'hui de lieu thérapeutique... Et tout ceci sur une durée incroyablement plus longue qu'autrefois. Quelle aventure périlleuse et honorable! Il y a trois/quatre générations, un couple avait une expérience de vie plus courte. L'espérance de vie en 1940 était d'environ soixante-cinq ans. On devait «durer» en couple moins longtemps. Et la survie dans ces temps plus rudes nous tenait ensemble, même si ce n'était qu'économiquement. Quinze, vingt ans de vie sexuelle devait déjà être énorme. Et cela, probablement sans jamais en parler... Les besoins étaient bien différents. Ainsi donc, le couple durable est une invention moderne. Prolonger une sexualité satisfaisante devient une question qui nous concerne et, d'ailleurs, dont la presse parle régulièrement.

Je vois aussi des nouveaux couples qui se refont et qui débutent à l'âge courageux de cinquante ans, soixante ans et plus. Leur sexualité est souvent loin d'être torride, mais il y a un besoin de se rencontrer sur ce plan-là aussi, un besoin de se rejoindre dans une intimité corporelle. Si les bas résille et les sextoys ne leur parlent plus trop, quelle sexualité leur proposer? Notre culture doit, me semble-t-il, apprendre à élargir le spectre de ce que nous pouvons vivre, de manière satisfaisante, dans notre sexualité. À ce qui pourrait sembler être un nouveau besoin, la sexualité relaxée et profonde de «laisser faire l'amour» pourrait apporter une réponse appropriée.

L'initiation des femmes

C'est un homme qui vous parle. Statistiquement, plus d'hommes que de femmes s'intéressent au domaine de la sexualité et y professent. On le sait, certains ont même généreusement nommé de leur auguste nom une partie de l'appareil génital de la femme. Il existe des femmes qui font un merveilleux travail dans ce domaine et qui colorent de leur regard et de leur approche ce vaste monde qu'est la sexualité. À entendre les femmes qui me consultent, je suis humblement convaincu qu'une partie de leur sexualité m'échappe et qu'elles ont un rôle fondamental à jouer dans l'appropriation et le développement d'une sexualité authentique et satisfaisante propre à leur genre. Je crois profondément qu'elles ont alors la mission de transmettre et d'initier les filles et les femmes, les hommes et la sexologie moderne à une sexualité autre, à LEUR sexualité.

Dans ma vision, il y a de la place pour deux sexualités différentes et complémentaires. Nous en devenons les joyeux tisserands.

Je me permets de participer à mieux définir ce que pourrait être une sexualité de type féminin (pas de la femme), une approche de type féminin, «yin» comme disent les Chinois, et concernant la femme et l'homme. Cependant, Mesdames, méfiez-vous de moi, même si je suis en amour avec le féminin, les femmes, le corps de la femme, je ne suis qu'un homme dans le corps et la tête d'un homme.

Mais je suis un homme qui parle aussi aux autres hommes, et je crois profondément que nous avons à parler vrai ensemble. Pas simplement blaguer, encore que j'aime tellement cette connivence masculine dans l'éclat de rire. Parler de sexualité aussi, partager nos questions, nos faiblesses et nos découvertes.

Grammaire masculine

En écrivant sur le féminin, le masculin et la danse équilibrée entre les deux, nous sommes face à un dilemme désagréable, qui nous est posé par la langue française: le masculin l'emporte. J'ai été marqué par une femme écrivaine qui parlait de sa mission dans l'écriture: rendre visible le féminin et la femme dans la langue française. Je trouve très lourd d'écrire: mon et ma partenaire, ou mon/mon amoureux(se), mon/ma bien-aimé(e), ou encore mon ami(e), etc. Je resterai donc frustré et indigné, suivant les mœurs traditionnelles, de devoir mettre le masculin lorsque je désire parler des hommes, mais aussi des hommes et des femmes en général. Je suis ouvert à toute autre proposition élégante et qui ferait l'affaire...

Attention !

Selon moi, si un livre est fait pour être ouvert, sa matière est faite pour ouvrir. Si vous vous enfermiez dans ce qui est proposé – le risque est toujours possible –, ce serait dommage. Dans une recherche sincère de développement personnel actuellement, il est fréquent que nous utilisions ce que nous découvrons avec enthousiasme pour maladroitement recréer des règles, des modèles, bref des fossiles, qui vont avoir l'effet limitant et inverse de ce que l'on désirait au départ. Dans les couples, il n'est pas rare d'utiliser une citation d'un livre prometteur pour enfermer son conjoint : «tu vois ce qui est marqué (au fer rouge) dans ce livre, tu devrais faire comme ça !»

Avertissement donc : ce livre ne comporte que des propositions et non des vérités.

Bienvenue dans le lit

J'aimerais vous livrer des observations, des vécus, des propositions accessibles, vous éclairer sur mes propos en vous racontant des histoires, en évoquant des souvenirs, en décrivant de manière concrète ce qui se passe dans le visible, et surtout dans l'invisible, ce qui se passe dans la sensation, dans notre intimité.

Dans les chapitres qui suivent, j'aimerais m'attarder sur la mise en présence, le mystère du début de l'envie, le monde vaste du premier pas, l'approche de deux univers opposés et qui s'apposent dans le silence de notre mental. Revenir aux origines, à notre essence, à la naissance de notre désir, à l'élan parfois religieux qui nous anime dans ces instants-là. Faire une révérence aux corps et aux organes de vie.

Apercevoir le sacré dans la chair et là où l'on ne l'attend pas. Apprendre à surfer sur la vague, à contenir les chevaux, à libérer les forces et les dons enfouis. Puis à se relaxer dans l'intensité, à souffler sur le feu sans espoir de flammes, à se fondre dans les braises sans espoir de disparaître, à aimer les moments de silence sans espoir de retour ou d'issue. Apprendre à mourir, un peu, d'une petite mort délicieuse et au ralenti, pour laisser la vie se faufiler dans les espaces enfin disponibles.

Comme dans un film, ce texte évoque une rencontre sexuelle, au ralenti, avec des arrêts images sur son début, son corps, son dénouement.

Bienvenue sous les draps...

Les amauts se présentent

Carole avait le ventre en feu. Son sexe était humide de désir, ses cuisses étaient tendues et avaient besoin de s'ouvrir, sa respiration devenait plus profonde et elle haletait. Ses mains griffaient sans qu'elle s'en rende compte. Elle n'avait qu'une envie, c'était de se sentir pénétrée... enfin.

Pour Carole, c'est simple, c'est une évidence, le désir ne lui laisse guère le choix. Elle est possédée par le feu qui l'habite. Elle peut suivre un chemin alimenté et inspiré par les énergies du corps. Elle a assez confiance en elle pour se laisser faire.

Damien était obsédé par l'idée de faire mieux que la fois passée. Il avait beaucoup réfléchi à comment s'y prendre pour qu'elle soit contente et qu'il puisse éviter ces remarques qui le crucifiaient lentement. Il s'affairait avec ses mains, avec sa bouche, il faisait des efforts louables, mais il se rendait compte que son sexe était inerte. Il n'y était pas du tout. Il oubliait son plaisir et son bassin. Sa tête était en avant, mais son corps était loin en arrière.

Damien travaille, s'applique trop et passe à côté de l'essentiel: son corps. C'est par son corps qu'il va rencontrer le corps de sa bien-aimée, ce sont ses énergies dans le corps qui vont faire la fête. Quand nous sommes dans nos pensées, il y a moins d'énergie dans le corps. L'effort de faire bien, de faire juste, d'arriver à la hauteur de ce que l'on espère, nous met à côté de la réalité organique de notre corps, qui a son rythme, sa progression, son mystère.

Mélanie se demandait ce qui allait se passer. Elle était fatiguée d'une grosse journée. Son corps était absent. Elle pensait à plein de choses et avait du mal à rester présente aux caresses

de son homme. Elle ne voulait pas bouger, elle était inquiète
de la suite. Un «non» faisait des flashs dans sa tête.

Mélanie est déconnectée de son corps. Elle aimerait peut-être rencontrer son homme, mais elle ne sent pas le renfort des énergies du corps. C'est comme s'il fallait inventer ce désir. Le chemin de sa tête à son bassin lui semble trop long, demande trop d'effort, et paraît même insécurisant.

Dans la sexualité, quelque chose nous dépasse. Nous pouvons aimer nous laisser être dépassé. Il existe quelque chose de plus grand que nous. Il est bon de ne pas prendre trop de place, ni de tenter de contrôler ce qui se passe, ni croire devoir tout porter. Une délégation est souhaitable. Le «chef» pourrait faire confiance aux organes génitaux pour entraîner, à leur tempo, le reste de l'orchestre.

Le silence et le piano-piano font aussi partie de la musique.

Un couple durable et actuel

Séverine aime Cédric, son homme, et tient à lui. Elle travaille à 80 % et, ensemble, ils élèvent deux beaux enfants. La fatigue est sur sa carte de visite. Elle en parle tout le temps et c'est la première chose qu'elle dit, comme pour s'excuser. Elle aime la relation qu'elle a avec son homme, mais elle ne ressent plus de désir depuis quelques années. Cela ne lui vient presque jamais spontanément, comme au début de leur idylle et avant les enfants. Mais elle désire rencontrer Cédric sensuellement et sexuellement. Alors elle a lu, elle a fait du travail sur elle et elle se rend compte qu'il est important pour elle de ne pas dériver trop loin. Elle a décidé de tenter de dire «oui» quand même, d'humblement désirer le désir. D'ailleurs, un soir, Séverine était déjà au lit, fatiguée d'une grande journée, se réjouissant de s'arrêter enfin, de s'évader dans son grand lit et de dormir. Son homme arriva plus tôt que prévu sous les draps et se colla contre elle, tendrement, sans rien faire. Un petit moment de ce contact fut bon. Puis elle sentit une résistance monter en elle. Comme d'habitude. Comme c'était la deuxième fois cette semaine-là, elle se méfia de sa réaction et en eut marre d'en avoir marre. Elle voulut expérimenter autre chose. Ainsi, en toute honnêteté, elle décida de laisser faire la fatigue, elle se mit à soupirer, bouche ouverte, et à bouger son corps en s'étirant en long et en large. Elle exprimait sa fatigue et son ras-le-bol avec des souffles et des gémissements qui firent rire son homme, qui s'y mit aussi, l'accompagnant de ses soupirs et grognements. En allant pour une fois dans le sens de sa résistance, elle se mit à repousser le corps de son homme à chaque fois qu'elle s'étirait le bas du dos. Elle jouait ainsi en créant un contact ferme de son bassin qui s'appuyait sur lui et qui le faisait reculer chaque fois. Pour mieux se laisser secouer doucement à chaque étirement, Cédric prit le rythme avec son bassin à lui. Puis Séverine roula loin de lui et roula en retour jusqu'à ce qu'elle soit sur lui. Elle le regarda et lui mordit les lèvres, presque amoureusement, presque hargneusement. Elle se frotta sur lui, lui écrasa la poitrine et le bassin avec des mouvements de frottement et de pétrissage, comme si elle essuyait sa fatigue sur son bien-aimé. Elle commençait à réveiller ses sens et elle avait la sensation de faire circuler cette fatigue le long de son corps. Elle en distribuait même une partie à son homme! Lui appréciait ce contact, ne sentait pas sa fatigue ou ses résistances, mais plutôt la générosité de son poids et que, pour une fois, elle s'ouvrait, elle donnait un répondant et partageait son état au lieu de s'enfermer dedans et de disparaître.

Il se laissait faire et, par moments, la rejoignait dans certains gémissements ou certains mouvements. À cet instant, elle se dit qu'elle avait le choix de dire «bonne nuit» et de s'arrêter là ou de poursuivre et peut-être laisser enfin son corps faire l'amour avec son bel homme. Elle opta témérairement pour la deuxième option, releva sa chemise de nuit, puis l'enleva d'un geste décidé et s'offrit nue. Cédric la caressa lentement et fit l'effort de ne pas aborder directement ses zones préférées – même s'il en crevait d'envie avec la frustration qu'il avait accumulée. Il se donna du temps et, du coup, à elle aussi. Elle ondulait et recevait ses caresses comme pour animer une danse secrète de son corps. Elle cherchait à sentir, mais aussi à retranscrire ce qu'elle sentait en mouvement pour donner plus de place à ce que cela réveillait en elle. Elle sentait du plaisir dans ce contact. Par ailleurs, elle ne sentait pas d'excitation sexuelle, mais elle choisit de ne pas s'en inquiéter. Lorsque son homme lui mit la main très doucement sur le pubis, puis sur son sexe, elle réalisa qu'il y avait une petite chaleur, une petite présence qu'elle connaissait et qu'elle aimait. Elle respira un peu plus profondément, comme pour aller rejoindre cette sensation. Avec sa permission, il prit leur lubrifiant préféré, et massa l'entrejambe, les grandes lèvres, les aines, les cuisses, parfois s'amusant à parcourir le sillon humide, jusqu'au coccyx. L'effleurement de sa petite colline du bonheur eut peu d'effet, mais le tout était agréable et l'avait amenée à être bien installée dans son corps. Elle décida de se mettre sur lui, prit son sexe dans ses deux mains et fit du feu, avec une extrême douceur, avec un rythme très régulier. Elle le plaça à l'entrée de sa vulve et se jura que, ou cela rentrerait tout seul ou cela ne se ferait pas. Avec beaucoup de délicatesse, Cédric fit de petits mouvements vers le haut. Elle les esquivait quelquefois et, d'autres fois, les rencontrait avec son bassin. Elle sentit que naturellement son vagin absorbait le pénis de son homme. Elle caressa sa poitrine, sa nuque et fit aussi gambader ses mains sur son torse et, après quelques minutes de cette approche lente, elle se courba en avant, son sexe profondément en elle, et elle put bouger, chercher les bonnes sensations en laissant les souffles se conjuguer. Il y eut quelques «je t'aime» et «j'aime te sentir». Elle n'eut pas d'orgasme, lui non plus, mais ils étaient les deux satisfaits et touchés. Ils restèrent encore un certain temps couchés l'un à côté de l'autre, juste en se tenant la main, et dormirent d'un sommeil profond et serein.

Un couple actuel et qui se désire durable, en voilà une aventure audacieuse!... Deux héros: la femme et l'homme, chacun provenant de sa jungle familiale, culturelle, éducative et normalement névrosée, tentant de rejoindre l'autre, parfois une fleur rare dans la main, parfois à coups de machette. Le couple dans le projet de durer est à mon sens une entité fragile, courageuse, et qui mérite aujourd'hui une belle attention. Comme la vie et notre quotidien sont faits de hauts et de bas, la vie de couple et la vie sexuelle peuvent suivre les mêmes courbes. Il paraît que la vie à deux ou en famille n'est pas qu'un jardin de muguet. Le rêve de cet idéal de couple qui dure et de la famille est pourtant persistant, il est sûrement gravé dans notre psyché et il nous joue quelques tours ou nous tourmente en nous donnant une mesure absurde avec laquelle nous jugeons notre humble réalité. Partant de cette observation, nous devons donc faire avec les hauts, et si possible essayer de faire bien, mais comment faire mieux avec les bas, avec les passages à vide? Il y a souvent des couples qui s'aiment beaucoup, mais qui ne font plus l'amour par manque de désir érotique de l'un ou des deux... Parfois, ils abandonnent toute la dimension sensuelle et même affective, la tendresse, par crainte d'être confrontés à la difficulté sexuelle. La sexualité au sens large et l'intimité que celle-ci permet leur manquent. Nous aurons l'occasion de revenir sur ceci dans le chapitre sur le spectre large de la sexualité dans la troisième partie du livre. L'histoire de Séverine ne passerait pas très bien à l'écran ou dans un feuilleton, et pourtant elle parle des couples actuels, de nous, vraiment.

J'aimerais tenter d'aborder ici des questionnements, des conditionnements, des besoins spécifiques des couples, des femmes et des hommes, qui viennent consulter dans mon cabinet. Ces besoins sont comme des ingrédients universels, qui permettent de vivre l'échange intime, de faire vivre cette matière vivante qu'est le couple charnel, de faire jouer toutes ces parties de l'orchestre. Nous faisons l'expérience aussi qu'il y a toujours des exceptions, des inversions, ou des cas mélangés. Je n'ai donc pas peur d'utiliser des pseudo-généralisations, puisque vous êtes avertis. J'ai conscience et confiance que vous pourrez mentalement corriger ou compléter ce que j'écris. De plus, je crois qu'il est utile de voir les choses en termes collectifs : certains de nos travers ou certaines de nos tares ne sont pas originaux ou personnels, ils sont «de masse». Cela peut nous déculpabiliser et nous motiver à nous en déconditionner, à nous en libérer. Ils proviennent de la bouillabaisse culturelle et éducative que nous avons tous reçue. Lorsque je m'adresse à un certain nombre de couples dans une conférence, il est très pratique de parler «aux femmes» ou «aux hommes». Je gagne du temps et cela a l'air de créer le contact avec une majorité de la salle. Cela en devient souvent amusant et nous pouvons ensemble développer plus d'humour et de distance sur ces aspects communs de notre personnalité. Puis je m'occupe volontiers des cas particuliers, s'ils le sont vraiment.

Nous allons traiter de lieux anatomiques, de cartographies intérieures, de l'approche, de peurs, de notre féminin et de notre masculin, de leur plénitude et de leur excès, de rôles à jouer.

La femme, l'homme et tout ce qui va avec

N'avez-vous jamais eu cette impression d'être tout un clan? Que votre personnalité ressemble à un kaléidoscope de facettes, certaines mêmes contradictoires? D'être normalement schizo sans être schizophrène? Ou alors d'être complexe, particulièrement riche et multiple? Votre tête veut beaucoup, votre cœur est vulnérable, votre sexe dort, votre «enfant intérieur» a trop peur et se cabre, etc., et tout cela au même instant! Et chacune de ces parties a sa voix! En plus, vous êtes en face – et pas toujours en phase – de toute la complexité de votre partenaire, qui lui ou elle aussi a sa tête, son cœur, son sexe, son enfant intérieur et j'en passe... Mais, au fond, qui rencontre qui? Comment réunir la petite «famille» et partager le même engagement, aller dans la même direction, ne pas violenter une partie de soi et, par exemple, savoir en prendre une autre par la main?

Comment faire appel au chef pour qu'il dirige l'orchestre et que ce ne soit pas le premier violon zélé qui décide?

Je crois que nous faisons ça tous les jours, toute la journée, cela n'a rien de grave et ce n'est pas nécessairement handicapant. Je dois aller au travail, mais mon cœur n'y est pas, mon corps est lourd. Mon intelligence me rappelle qu'aujourd'hui, c'est important que j'y aille. J'y vais, et la journée, au final, se passe très bien. Et dans l'amour?

Yoni et Vajra

Dans la partition ou la jam-session d'amour jouée par l'orchestre, il y a deux instruments en particulier, «Yoni» et «Vajra» (deux termes sanscrits que j'ai adoptés et qui, pour moi, décrivent de manière plus complète ce que sont l'appareil génital de la femme et celui de l'homme). Deux entités qui ont leurs besoins et leur forces, qui vivent leur musique, qui demandent à être inclus pour participer à la symphonie en Nous Majeur.

Yoni – le sexe de la femme, constitué de la vulve, donc des petites et grandes lèvres, du clitoris, du vestibule, du vagin, des trompes et des ovaires, avec toute la vie et l'intelligence qui va avec –, relié et alimenté plus loin, plus haut, par le cœur qui lui donne son sang, les poumons qui lui donnent leur souffle, le cerveau qui lui donne des nouvelles et autres encouragements et, selon vos croyances, l'âme ou autre chose qui enveloppe le tout de manière invisible.

Vajra – le sexe de l'homme, constitué de la verge, du gland, des bourses, de la prostate, avec toute la vie et l'intelligence qui va avec –, relié et alimenté (eh oui, comme chez Yoni) plus loin et plus haut par le cœur qui lui donne son sang, les poumons qui lui donnent leur souffle, le cerveau qui lui donne des nouvelles et autres encouragements, et peut-être même l'âme qui enveloppe le tout de manière invisible.

Lorsque femme et homme s'aiment, Yoni et Vajra se marient.

Ces deux mots sanscrits, je les utilise dans mes séminaires, dans mes conférences, je vous les propose ici, car ils représentent de manière plus large l'expérience si riche de nos organes.

La rencontre de deux êtres qui s'aiment, la rencontre de ces deux entités que sont Yoni et Vajra permettent le plaisir érotique, éventuellement un partage profond, éventuellement une union bouleversante. C'est selon et, parfois, c'est même un bon mélange de ces trois possibilités.

Organes d'amour en mission : la délégation sans risques

Après avoir honoré Yoni et Vajra, nous pouvons aller encore un peu plus loin. Ce qui suit parle de la relation à soi, de la relation à nos organes génitaux. Pourrions-nous leur donner une place digne de leurs qualités ? Pourrions-nous leur déléguer, sans risques, un peu plus de pouvoir ? Le pouvoir de nous inspirer, de nous guider dans la rencontre ?

Je donne un exercice de Gestalt-thérapie dans les séminaires qui consiste à prendre un temps pour que les deux partenaires puissent s'asseoir face à face, se poser et se détendre. Le premier peut commencer en invitant son sexe à parler à haute voix, il lui donne la parole, il va se mettre à parler au nom et dans la conscience de son sexe. En commençant par dire par exemple : *«moi, le sexe de Stephen, j'ai besoin de dire que...»*, ou encore : *«moi, le sexe de Stephen j'ai besoin de te dire, à toi, le sexe de Vivek...»* C'est donc de la relation directe. Le sexe dit «je» et, s'il parle à Stephen, au partenaire ou au sexe de son partenaire, il leur parle en direct et dira «tu». Cette consigne est importante.

Il peut y avoir une première réaction de surprise pour les participants. Parfois, cela résiste une première minute. Le mental n'aime pas lâcher le contrôle et donner la parole à d'autres ! Mais cela passe très vite, à l'usage, cet exercice apporte des merveilles et permet des prises de conscience précieuses. Cela pourrait ressembler à ceci : «*J'ai envie de dire que je suis vivant, même très vivant. Que la vie là-haut a l'air très compliquée, mais que ma vie ici-bas est simple et je suis heureux de vivre. Je souffre parfois de cette rudesse d'attitude ou de comportement à mon égard... Je ne me sens pas très libre lorsque je suis sollicité. En fait, j'aimerais bien te rassurer et te rappeler qu'on forme une fine équipe. Mais bon, tu veux toujours jouer au chef. Dommage. Moi j'aime l'amour et le contact avec ta main, avec le vagin. Incroyable ce qui se passe en moi ! J'ai l'impression de devenir un autre. Je passe dans un autre monde, et toute ma chair se transforme et éclate de joie...*»

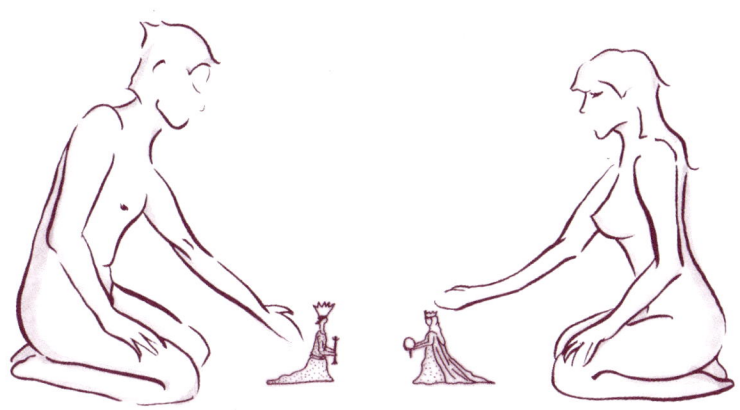

D'après un croquis de Jean-Loup, réalisé après cet exercice. «Les organes génitaux, c'est comme si c'étaient des personnes, une petite reine, un petit roi...»

Ce que cet exercice révèle, c'est souvent combien nous gardons le contrôle et le pouvoir sur ces parties intimes de nous-mêmes. «C'est mon sexe, j'en fais ce que je veux, il faut qu'il serve, qu'il soit à la hauteur, parfois il me trahit, c'est inadmissible!» Nous avons du mal à les traiter pour ce qu'ils sont:

des organes de contact, des organes de plaisir, des entités d'amour, des parties intimes et sensibles, des lieux sacrés qui ont leur rythme, leurs besoins, leurs limites, leur vie propre.

Des amis québécois disaient de leurs organes sexuels: «c'est là où est le cœur», et, en montrant la poitrine: «c'est là où est la pompe». Lorsque nous sommes trop «contrôlants», il semblerait qu'ils aient le pouvoir de se manifester et de nous jouer des tours. Lorsque nous sommes en accord avec eux, nous devenons des partenaires qui vont ensemble, avec adresse et maladresse, vers le plaisir, l'amour, la lumière... Une synergie au service de l'amour!

S'en remettre à l'intelligence et aux compétences du corps et en particulier de nos organes génitaux est un exercice d'humilité, de «stretching», cela me sort de ma zone de confort et, pour certains, c'est extrêmement nouveau.

Maintenant, dans le contexte d'une relation d'amour, cela peut prendre beaucoup de sens. Laisser faire notre Vajra, notre Yoni, leur faire confiance, les écouter, les suivre, obéir à ce qu'elle ou il initie, à ce qu'il ou elle désire. Désobéir à notre mental, le reléguer et laisser nos attentes, nos habitudes à l'arrière-plan. Nous amuser de ne rien savoir et sentir où va l'énergie dans notre bassin, où le désir de notre sexe nous guide, comme si c'était lui qui nous emmène et nous prend par la main...

Déléguer aux organes génitaux n'induit pas de gros risques d'accidents ou de blessures, rassurez-vous ! Dans la vraie vie, c'est faire preuve de maturité que d'oser demander de l'aide, du soutien, ou de laisser les autres personnes compétentes faire leur travail. On peut imaginer la même chose dans notre sexualité. Et lorsque nous avons moins de désir passionnel, lorsque nous sommes fatigués ou vieillissants, nous pouvons déléguer un peu, et c'est reposant.

Lorsque nous laissons les organes génitaux faire leurs salades, se raconter leur prose et réciter leurs poésies, lorsque nous les laissons tisser leurs fils de couleur et faire la noce encore une fois, nous pouvons devenir les témoins attentionnés de ce mariage silencieux, de cet accouplement de polarités complémentaires et électriques. Nous pouvons être étonnés de tout leur bavardage, de leurs micro-mouvements, de leur vitalité, même en dehors de l'excitation ou d'une érection.

> **Des femmes ont raconté qu'elles ont senti dans leur vagin des petites contractions et de légers mouvements qui ressemblaient à des douces étreintes, des baisers discrets, de fines aspirations.**

Et c'était comme si Vajra les titillait, les remplissait, les guérissait, les adoucissait. Certains hommes ont senti leur pénis se dégonfler et se regonfler à un rythme musical, comme si leur sexe cherchait, fouinait, chatouillait, se lovait. Et comme si, à son tour, le vagin enveloppait, caressait, embrassait, faisait fondre.

Silencieux, hors du chemin, non interférant, suffisamment présents et détendus, attentifs, nous pouvons alors avoir le profond plaisir de sentir la vie et l'amour se faire sans effort, en nous.

Du cœur au sexe, un chemin possible pour la femme

Comment une femme aime-t-elle être approchée? En lui demandant la permission, gentiment? Ou lentement, progressivement? Ou sauvagement, comme l'acteur Michael Douglas dans certains de ses films? Elle a besoin de préliminaires, lit-on dans les manuels. Mais, est-ce que cela ne change pas tout le temps? Pour l'homme qui réfléchit, c'est incompréhensible: «Elle n'est jamais contente. Je fais toujours tout faux. Je n'arrive jamais à passer le test, d'ailleurs je déteste les tests! Elle sait ce qu'elle ne veut pas, mais elle n'arrive pas à me dire ce qu'elle veut...»
Y a-t-il vraiment une réponse?

Si nous admettons que tout cela est un splendide mystère et non pas une mauvaise blague, nous ne chercherons jamais à y répondre de manière sérieuse et méthodologique. Paix aux femmes, leur secret sera bien gardé! Heureusement.

Néanmoins, il existe une ancienne cartographie, qui suggère une direction, un chemin des énergies chez la femme:

sa première ouverture, son feu s'allume dans le cœur d'abord, puis lorsqu'il a une certaine vitalité, peut-être descend-il vers son sexe.

Si cela était en partie vrai, ce que cela nous enseigne, c'est que la femme a souvent besoin d'être touchée dans son cœur, de sentir ses sentiments et ceux de son partenaire, qu'elle a une notion de la qualité relationnelle dans laquelle peut s'inscrire sa sexualité et elle en a besoin.

Nous avons entendu régulièrement des femmes dire: «Faire l'amour commence bien avant, dans la journée, par exemple par de petites attentions ou des paroles aimantes...»

Les femmes expriment souvent le besoin d'un rythme, d'une lenteur et d'une approche par détours, qui prend du temps et qui, souvent, surprend leur homme.

Dans la caricature, les hommes n'ont souvent que très peu la notion du rythme et des étapes. Ils connaissent la précipitation, savent aller droit au but (les seins, les fesses et le sexe) et pas par quatre chemins, ils savent approcher mécaniquement le corps de la femme de manière prévisible et répétitive, en suivant la même recette, *ad eternam*. Contrairement à ce que l'on peut voir dans les films pornos, trop directement solliciter le bas et la zone sexuelle ne semble pas vraiment exciter les femmes ou les préparer à vivre une rencontre.

Si la femme peut se sentir disponible à ses émotions et à ses sentiments, si elle y a accès avec aisance, si elle peut décider de lâcher le monde du devoir et revenir au monde du plaisir, si elle ne se sent pas seule, mais au contraire rejointe par son conjoint, il y a plus de chance qu'elle puisse descendre dans l'univers de son corps et de sa sensualité. Cette progression la prédispose à toucher et développer son désir sexuel et son envie d'être pénétrée, peut-être.

Formulé dans le cerveau d'un homme caricatural, cela donnerait ceci: à 14 h, je témoigne mon amour par un petit coup de téléphone, je rentre le soir avec une rose grenat à la main et je la lui offre en grande pompe, je range la lessive avec elle, je la prends dans mes bras en la regardant dans les yeux avec une tendresse non retenue, je lui dis à cet instant : «bébé, tu as de beaux yeux...» Statistiquement, cet homme a plus de chance de toucher sa femme dans le cœur et d'avoir un moment au lit avec elle. Mais, attention Messieurs, ce n'est pas aussi simple.

Plus clairement dit, si l'homme considère sa femme, s'il a su créer avec elle une certaine intimité émotionnelle et relationnelle, si cet homme est en contact avec ses propres sentiments et s'il peut laisser transpirer un peu de son amour, s'il est pénétrant par sa présence, sa femme a plus de chance d'être touchée, de sortir de ses occupations et de la longue liste des choses à faire au travail comme à la maison. Doucement elle pourra arriver dans son corps, dans ses besoins, dans ses désirs... dans l'envie de rencontrer son compagnon.

Si la femme a su s'accorder un moment où elle était disponible à son corps et à ses sens, si elle a pu sentir de bons ou de beaux sentiments dans sa poitrine, si elle a eu l'occasion de prendre un peu soin d'elle et qu'elle aperçoit son homme, debout, avec un clin d'œil pour elle, qu'elle se sent connectée à lui suite au dernier moment de connivence de ce matin dans la salle de bain, peut-être pourra-t-elle l'approcher ou se laisser enlacer tranquillement. Elle pourra se laisser aller à une sensualité d'abord superficielle et indirecte, puis se laisser couler dans des énergies plus profondes et toniques, dans son ventre, dans ses cuisses, dans son bassin. La densité de ses sentiments lui permettra de descendre plus bas, dans le vaste monde de ses sensations et de sa sexualité diffuse.

Du sexe au cœur, un chemin possible pour l'homme

Dans la fluidité masculine, l'homme sent d'abord un élan dans son sexe vers le corps de celle qu'il aime. L'énergie s'allume et se constitue dans son bassin, puis vient en avant dans un mouvement pénétrant. Ancré dans sa puissance sexuelle, mais pas emporté par elle, il est amené à entrer en relation avec sa partenaire. Par le haut d'abord, c'est-à-dire par un contact visuel, puis pour échanger des mots tendres ou chargés de sentiments et amener le contact par la poitrine, ce qui manifeste un désir de rencontre, pour ensuite permettre aux énergies du bas de s'activer, de se réveiller et de s'épanouir chez lui et peut-être chez sa partenaire.

Caricaturalement chez l'homme rustre, d'abord ça gratte en bas, ça chatouille, ça réclame, c'est plein à ras bord, ou bêtement après une mauvaise journée frustrante au boulot, en toute simplicité et de toute évidence, il y a une résolution possible : du sexe. Sexe avec sa femme, peut-être qu'il n'en veut aucune autre car il l'aime, mais sexe quand même. Ce modèle peut paraître extrême, mais il ne l'est malheureusement pas. Il est vrai qu'un certain nombre d'hommes ont une approche plus sophistiquée et variée, plus sensible. Mais en filigrane et en réalité, il existe beaucoup d'inconscience, et j'observe souvent cette dynamique. Et les femmes la captent au millimètre près.

Ce lien par le sexe est très fort chez beaucoup d'hommes. Il se sent aimé s'il se sent reçu par le sexe de sa femme. C'est important, c'est génital, c'est délicieusement bon, mais c'est aussi symbolique : c'est la preuve qu'il existe en tant qu'homme et qu'il est reconnu comme tel. Il semble que son sexe, et pour être précis son sexe en érection, est essentiel dans la perception de son identité d'homme. L'inverse est donc vécu comme cruellement vrai : lorsqu'il ne peut pas bander, lorsqu'il ne peut pas pénétrer, l'homme peut se sentir honteux, un sous-homme, voire castré. Cela a souvent des répercussions violentes dans le couple, sous forme d'exigences, de pressions, de démission ou simplement de tromperie avec une autre, pour obtenir réparation d'ego et réconfort, pour «redevenir un homme». Ce besoin identitaire peut mettre la relation en question et en péril.

Ceci participe aussi à ces crises typiques des couples après la phase de «lune de miel» ou après le premier ou le deuxième enfant. La femme devient moins réceptive, parce que la fusion amoureuse est finie, parce que le besoin d'enfants n'est plus là, parce qu'elle s'investit entièrement dans le maternage valorisant et satisfaisant de l'enfant. Ou encore parce que la sexualité est trop de type masculin ou de type masturbatoire et qu'elle ne s'y retrouve guère. Elle commence à dire non, ou à le montrer, à l'agir, elle n'en veut pas ou plus comme ça. En bref, cela devient compliqué pour l'homme. Il en perd parfois son latin, mais surtout son masculin! Et il devient très frustré, parfois franchement fou.

Il fut un temps où l'on parlait de devoir conjugal. De quoi faire fantasmer les hommes d'aujourd'hui!

Lorsque je donnais régulièrement des séminaires pour hommes sur le thème de la sexualité, c'était très touchant de les entendre s'exprimer sur leur fascination du sexe, sur leur obsession de la beauté du corps de la femme. Certains pouvaient avouer qu'ils en venaient à devenir mendiants du sexe. Un homme penché, voire courbé, devant la femme, haletant et aux yeux exorbités perd son centre, perd l'érection de sa colonne, se dissout et en devient inconsistant. Cela se voit et se sent, la femme ne s'y trompe pas et a le réflexe sain de s'en défendre. Ce qui lui fait aussi perdre son attirance.

Quand un homme est dans son axe, debout dans sa vie, l'énergie sexuelle si forte qu'il peut sentir en lui peut être contenue (et non pas retenue), peut aider à ouvrir son cœur et l'alimenter, peut inspirer son esprit.

Il peut apprendre à ne pas être débordé ou soumis à elle, à ne pas l'«éjaculer» précipitamment en avant. Son énergie puissante peut le redresser, et cette posture en soi est déjà une sensation extraordinaire et au fond très satisfaisante. En plus, la femme en est souvent très touchée, voire troublée!

Une peur chez la femme : être utilisée

Dans ma pratique, dans les crispations de la relation de couple, j'ai pu observer une peur qui revient sans cesse, qui peut être fondée ou pas, encore qu'elle est parfois difficile à expliquer, tellement ce qui la suscite peut être subtil : la peur (et la douleur) d'être utilisée.

Historiquement, la femme a été dominée, exploitée, avec de mauvaises ou de bonnes intentions. La femme a été utilisée dans le travail, dans la famille, dans le lit. Des siècles de cette ignominie ont marqué nos inconscients. Et elle a la peau dure encore aujourd'hui, comme on peut le constater dans les statistiques de violence conjugale (20 femmes par an meurent en Suisse, tuées par un ou leur homme). Sans parler des observations dans des pays où le statut de la femme est encore archaïque. Nous n'en sommes pas encore sortis, en quelque sorte. Cette vieille habitude peut venir s'immiscer même dans les meilleurs couples où les bonnes intentions sont pourtant bien affichées. De nombreuses blagues parlent de ça, souvent assez rudes, par exemple : Denis la Menace regarde des photos de famille et tombe sur celle du mariage de ses parents. Il dit à son père d'une voix innocente : «Papa, c'est ce jour-là que Maman est venue travailler chez nous?»

Les femmes sont «utiles», à bien des égards. Des recherches encore récentes démontrent que les femmes qui travaillent prennent sur leurs épaules une plus grande part du travail ménager que leurs maris qui travaillent pourtant à temps égal. La femme, par son essence féminine et par amour, se donne, elle peut même s'épanouir comme cela, c'est une puissance. Il est clair qu'il est possible d'abuser de ce don de soi et de cette habileté, même involontairement, comme par une vieille habitude enfouie au plus profond de notre inconscient (collectif?).

Au lit, nous les hommes pouvons les aimer, nous pouvons ressentir plein d'amour pour elles, et, de manière légitime, elles peuvent aussi nous servir... Je me rappelle de cette femme qui a posé cette question terrible :

«Faut-il absolument se soumettre à un rapport sexuel régulier avec son mari pour assurer la paix du ménage, pour qu'il ne soit pas de mauvaise humeur toute la semaine?»

Cette femme a peut-être une relation difficile ou peu joyeuse avec sa propre sexualité et avec son mari, mais à entendre une question de ce type, c'est certain qu'elle a développé une impression d'être utilisée.

Ce qui est observable, c'est que beaucoup de femmes ont une hypersensibilité, voire une susceptibilité, d'être utilisées, de servir à l'homme, à leur homme, même dans le cadre d'une relation d'amour. Parfois ce qu'elles vivent est de cet ordre-là et, parfois, ce n'est qu'une crainte, c'est une interprétation qui réagit plus vite que son ombre et sur un terrain miné.

Voici quelques exemples provenant de gens «normaux» et aimants par ailleurs. J'ai reçu en consultation un mari qui demandait plus de rapports sexuels et qui, devant sa femme, expliquait, de manière maladroite et sincère, qu'il en avait besoin parce ce qu'il était tendu à cause du travail, qu'il dormait bien mieux après, ou qu'il devait «déboucher les tuyaux, régulièrement, sinon cela me gêne» (sic)...

Un autre, chaque fois qu'il caresse (mécaniquement) les seins de sa femme, lui fait «pouët-pouët». Car cela l'excite, c'est bien, ça marche pour lui. Mais dans ces moments-là, sa femme se sent un peu seule, décalée, et il est alors très facile pour elle de se sentir utilisée. Le mari a l'impression de l'aimer, d'aimer son corps, mais son geste n'est pas relationnel.

Certaines femmes ont appris à feindre qu'elles jouissent, elles arrivent à simuler, d'autres sont «fatiguées de jouir pour leur mari» (sic!). Elles ont enregistré que pour leur homme, c'est excitant, voire rassurant, valorisant de les voir animées par un orgasme. En plus, elles le font avec des sons, des «aaah», des «oooh» de contentement et il adore! Elles se sentent sous pression de jouir, pas pour elles mais pour leur partenaire. Le besoin de leur mari est si pressant et régulier qu'elles en deviennent distraites d'elles-mêmes. Et ces hommes auront beaucoup de peine à comprendre que ce qui semble partir d'un noble sentiment de leur part est ressenti comme de l'utilisation par leur bien-aimée et non comme de la relation. Dans le modèle pornographique, c'est plus clair et c'est pour ça qu'il se vend bien : la femme est toute contente d'être une «salope» pour les hommes, en plus elle l'a mérité. L'homme lui assène : «je vais te faire jouir» – voulant dire : «malgré toi, pour te punir... (de me sentir si petit ou si impuissant à côté de toi)» ?

Une peur chez l'homme : être rejeté

Nous les hommes avons beaucoup de difficultés à supporter le «non» des femmes. Nous le prenons très facilement comme un rejet. Un «non» à un rapport sexuel devient un rejet de notre personne. Nous le vivons très mal. Nous le redoutons aussi, si bien que nous mettons des stratégies en place pour ne pas risquer d'être rejetés et tout faire pour obtenir, voire extorquer, ce que nous voulons d'elles. Cette peur est parfaitement complémentaire à celle chez la femme d'être utilisée. Nous pouvons ainsi développer un discours d'eunuque ou de petit garçon pour tenter de les amener sur le terrain de ce que nous souhaitons. Terrorisés par le refus, la remarque qui tue (c'est vrai qu'elles sont parfois salées...), par le sentiment de rejet que nous risquons de ressentir, nous en perdons notre masculin et nous jouons petit. Et lorsque la femme a un homme moins masculin, un petit garçon en face d'elle, elle peut en avoir pitié, mais naturellement elle a moins envie de lui. La sexualité est une polarité électrique, masculine-féminine, c'est une histoire d'adultes.

Donc nous pouvons nous effondrer devant ce «non». Alors nous nous renfermons, boudons, ou nous sommes de mauvaise humeur pour deux heures ou trois jours.

Nous pouvons dire qu'il y a probablement de la vie après un «non» et que la terre tourne encore, mais honnêtement, cela peut devenir une affaire d'État.

Pourtant il est clair qu'une femme qui se sent respectée dans ce «non» sera plus en mesure de donner un vrai «oui» ensuite.

Dans un couple durable, pour l'homme, poser une demande, faire une approche en vue d'une rencontre sexuelle peut être téméraire. Il a même besoin de courage parfois. Thérapeutiquement, déjà être en contact avec son besoin, le formuler ou agir dans son sens, se donner une chance de le satisfaire sont des préalables eux-mêmes très satisfaisants, constructifs, bons pour l'estime de soi. Cela fait de nous des hommes. Si cela nous satisfait déjà, si nous pouvons le vivre davantage et comme un sport, c'est-à-dire comme une prise de risque bénéfique, cela nous rend moins dépendant de la réponse positive de la femme.

En face de ce désir, la femme a le droit de se respecter, de se positionner et dispose par conséquent d'une palette de réponses possibles. Comme par exemple «oui», «je n'arrive pas à répondre maintenant» ou simplement «non».

Mais comme toujours, c'est plus complexe que cela: lorsque ce sujet émerge en thérapie de couple, beaucoup de femmes revendiquent leur droit de dire «non», et elles le pratiquent de mieux en mieux. Mais elles peuvent aussi glisser malicieusement: «pourquoi, quand je dis non, tu n'insistes pas?» Question consternante et incompréhensible pour la plupart des hommes. Lorsqu'ils entendent ce «non», souvent ils se décomposent, se ferment ou perdent leur énergie. Donc ils s'arrêtent ou coupent la relation, ce qui est violent pour leur partenaire. Cela me fait penser à une vieille pub française pour une marque d'apéritif et que je pourrais détourner comme ceci: «Un coït, sinon rien!» Elles peuvent sentir et avoir envie de dire non au coït, ou à la sexualité, mais elles ne disent pas non à l'homme, à un moment de contact. Et ce que j'entends beaucoup, c'est que ce non n'est pas nécessairement final ou sans suite. Les hommes parfois, en bons petits garçons, ou alors à cause de leur esprit rationnel ou logique, sont très déroutés par le mystère de cette invitation paradoxale. En plus, depuis le féminisme, ils font des efforts pour respecter les femmes, donc ils croient entendre leurs limites et y obéissent. Je crois, personnellement, que c'est une vertu que de respecter une femme, d'avoir cette intelligence et cette force, c'est épanouissant pour l'homme aussi. Mais il n'est pas bon d'être dans le souci, à leur place. Elles sont certainement assez grandes pour le faire elles-mêmes. Je fais partie d'une génération qui tombe parfois dans le syndrome de l'homme respectueux et... ennuyeux. Les femmes sont les premières à l'avouer.

Lorsque j'explique ceci à l'homme en consultation, sa femme est là, dans le coin de mon œil, en train de hocher joyeusement la tête. Isabelle Allende, auteure de romans connus, dans une conférence TED en 2008, raconte merveilleusement bien cette tragédie : «Voilà ce dont j'ai besoin comme protagonistes dans mes livres : des cœurs passionnés. J'ai besoin de dissidents, de francs-tireurs, d'aventuriers, de hors-la-loi, de rebelles qui posent des questions, qui contournent les règles et qui prennent des risques. [...] Les braves gentils avec du bon sens ne font pas des personnages intéressants. Ils ne font que de bons ex-époux !?»

Si nous pouvons faire confiance aux femmes pour se respecter face à nous, par contre nous les hommes pouvons être sensibles et sentir, entendre leurs limites ou leurs besoins du moment. Il n'y aura donc pas de recettes ni de règles que nous puissions vous donner sur la nature du «non» des femmes. Souvent c'est un «non» définitif, parfois c'est un «non» épidermique qui est le rempart protégeant le cœur tendre qui attend, qui désire passionnément l'amour et qui a tant besoin de revenir à son essence féminine, dans l'accueil. Alors, faut-il les deviner ? Peu de chance d'y arriver, bienvenue à leur imprévisibilité ! Le masculin ancré n'est pas dans l'hésitation ni dans le calcul, il ne demande pas la permission. Dans cette qualité-là, dans nos élans, à nous d'oser rencontrer la femme, d'être attentifs, sensibles aussi. Et à nous aussi de rester debout et ouverts si la réponse est négative.

Y a-t-il de la vie après le refus ?

Oh oui, si nous lui accordons une place dans un espace relaxé, ouvert, libéré au mieux des tensions, des intentions ou des attentes.

Il est satisfaisant et renforçant (empowering) d'être en contact avec un désir, avec un élan, et il est satisfaisant de l'exprimer. Le résultat ne nous appartient pas ou, alors, il est parfois la cerise sur le gâteau.

Les femmes, de leur côté, sont invitées à apprendre à répondre à celui qui prend le risque de s'exposer, de demander. Elles peuvent apprendre à dire non... aimablement... Ou à dire «non» et... à dire «oui» à quelque chose d'autre... Ou à répondre non, puis à ajouter, par exemple: «cela me touche que tu veuilles me rencontrer, mais j'en suis incapable à l'instant. Mon cœur dirait oui, mais mon corps dit non». Le non peut être dit sans culpabilité, avec du cœur. Et il sera mieux entendu, sans doute.

Dans le couple, offrir ou prêter ses organes génitaux?

Est-ce une question d'homme? Elle provoque un intéressant débat. Au début d'une belle histoire de couple, naturellement, chacun s'offre et se livre, en particulier ses organes intimes. C'est ce qui est touchant, magique et tellement excitant, surtout au début, cela va de soi. La découverte de nos premiers amours et l'instant où nous avons reçu la permission et l'invitation d'approcher, de prendre, d'aimer le sexe de notre bien-aimé(e). A contrario, d'autres expériences où nous nous sommes offert et la réception du cadeau de notre intimité fut lourde de maladresse, d'embarras ou de désamour.

Un ami avait offert à sa partenaire la moulure sublime de son sexe en plexiglas, en érection bien sûr. Il avait préparé ceci de main de maître: devant un film chaud sur son écran TV, en tenant un bol d'une espèce de plâtre frais, il dut se dépêcher de produire son érection, puis, ensuite, la tenir jusqu'à ce que ce plâtre durcisse sans ramollir d'un millimètre; puis il coula la matière plastique transparente dans le moule et en sortit un très bel objet. Objet qu'il offrit à sa bien-aimée de manière symbolique et artistique dans un bel écrin. Différemment d'une scène mémorable du film *American Beauty*, elle ne le mit pas exactement sous l'évier dans la cuisine, mais presque: elle était très peu présente sexuellement et délaissa l'un comme l'autre. Symboliquement donc aussi, une année et quelques apnées plus tard, il lui déclara: «Je reprends ma sexualité, elle m'appartient et j'en fais ce que je veux.» La pauvre ne comprit pas grand-chose, mais elle eut un choc lorsque, six mois plus tard, il se détacha vraiment d'elle pour la quitter.

Lorsqu'on aime, il y a une envie de se donner, d'offrir le meilleur de soi, sa vie, son corps, sa salive, ses sécrétions, son jus d'orange, son coussin, tout, en entier – pour toujours. Des phrases de femme, qui ont fait vibrer plus d'un homme ressemblent à : « *C'est à toi tout ça», «prends-moi», «je suis à toi», «fais de moi ce que tu veux»*... Pour certains hommes, donner leur sexe, donner leur semence, c'est donner leur amour, c'est donner ce qu'ils valorisent le plus en eux. Il y a quelque chose de merveilleux à désirer être autant dans le don de soi. Cela ne dure pas, en général, mais c'est le côté magique, et parfois naïf, de tout début de fusion amoureuse. Le corollaire est que, dans ces premiers moments, on se sert, on approche et on prend les organes de l'autre comme si cela nous appartenait. Et tout va bien. On se tâte et on se tripote. On se donne du «fais-moi du couscous, chéri!»[1] dans l'intimité, en public, sous la table, dans l'ascenseur, pour rien, gratuitement, pour réaffirmer que l'on appartient à l'autre. Cela change dix ans plus tard, quand il y a des «non, arrête! Ne me touche pas comme ça», «ça chatouuille, arrêêêête!», «mais respecte-moi, ce n'est pas le moment», etc. Il semble qu'après quelques années, nous permettions encore un droit de visite de nos organes génitaux, mais qu'il doive être renégocié, que ceux-ci, définitivement, n'appartiennent plus à l'autre.

Je vois beaucoup de couples qui sont dans cette deuxième phase où ils sortent de la fusion et de l'évidence de cette intimité. Ils reviennent à l'individuation, à la réappropriation d'eux-mêmes. L'homme néanmoins garde un besoin réel et tenace, une familiarité apparemment légitime, voire une prérogative archaïque, sur le corps de sa femme. Et c'est là qu'il peut y avoir problème, voire même violence de chaque côté. Il n'y a pas eu non plus de déclaration de la femme pour annoncer: «*Mes organes génitaux m'appartiennent, parfois je désire les partager avec toi, mais ce n'est plus*

---

1   Bob Azam a chanté cette chanson en 1960.

un acquis, je décide quand j'ai envie.» Il n'y a pas eu cette déclaration, mais cette position sous-tend le discours et les
revendications de beaucoup de femmes face à leurs maris
frustrés. J'observe que pour nous les hommes, c'est difficile à entendre. Il est difficile d'intégrer que nous n'avons
aucun droit sur la femme et encore moins sur ses organes.
Certaines femmes ont démissionné de la sexualité. Elles
en ont le droit. Elles abandonnent leur sexualité et ne res-
sentent plus aucun besoin, aucun intérêt sexuel et érotique.
Certaines de manière sereine, d'autres par défense ou rejet, en se refermant. Malheureusement, il y a souvent des
conséquences à cela. Et si elles peuvent s'en passer, leur
conjoint, souvent, trouve cela plus difficile, voire même
impossible. Et pour autant, elles ne lui donnent pas la permission d'aller assouvir ses besoins ailleurs. L'échange
énergétique change de plan, passe de l'amour des corps
aux conflits émotionnels, voire à la guerre des tranchées.
On ne se pénètre plus par les sexes, mais par les reproches
et les piques. Ghislaine Paris a écrit un livre au titre étonnant : *Faire l'amour : pour éviter la guerre dans le couple* (éd. Al-
bin Michel). Ce qui est nouveau, et j'observe cela dans mon
cabinet, c'est qu'une proportion d'hommes développent ce
même abandon de leur sexualité et ce sont leurs femmes
qui trouvent cela insupportable !

Il est vrai que certaines épouses laissent leurs maris leur
faire l'amour, donnent leur vagin, mais alors elles n'y sont
plus, elles en sont absentes, se sont isolées. Extorquer le
vagin de sa femme ou ne rencontrer que son vagin n'est pas
bon pour elles, mais pas bon pour nous non plus. Donner
son vagin mais pas son cœur ou son énergie a bien évidemment des conséquences. Les siècles passés, où existaient le
devoir conjugal, le droit de cuissage, le droit de vie et de

mort sur sa femme, ne nous facilitent pas la tâche. Notre inconscient n'est pas encore au vingt et unième siècle.

Nous buttons cruellement sur cette nouvelle donnée que les femmes décident, de manière légitime et inconditionnelle, de ce qu'elles font et ne font pas de leur corps.

C'est moins pratique, c'est frustrant, mais c'est tellement plus vrai et c'est un bon challenge pour nous, hommes puissants et vulnérables à la fois. Il nous faudra peut-être un siècle pour intégrer cela dans nos cellules, mais j'ai confiance que nous le ferons. D'ailleurs nous sommes déjà en chemin. Et les femmes nous y aident avec ou contre notre gré.

Féminisophie et masculinologie

Dans le dictionnaire, les adjectifs féminin et masculin sont définis d'une manière qui peut soulever des critiques. Voici des exemples tirés du Larousse 2001. «Féminin : qui est propre à la femme, qui a les caractéristiques reconnues traditionnellement à la femme, qui est destiné, réservé aux femmes – exemple : le charme féminin». Les critiques portent sur le préjugé culturel et traditionnel étroit, restreint, exclusif des qualités de la femme ou de l'homme. Dans le dictionnaire Larousse de 1970, celui qui m'a accompagné dans ma scolarité, les exemples proposés illustrent bien cela. «Masculin : qui est propre à l'homme. Ex. : courage, virilité. Féminin, qui est propre à la femme. Ex. : grâce, jalousie...» (sic !) De quoi nous faire bondir, même sans être féministe.

J'aime utiliser, dans le travail du couple, dans l'implication relationnelle avec l'autre, ces deux adjectifs inspirés royalement du yin et du yang chinois, dont nous reparlerons plus loin. Ce sont donc deux colorations, deux énergies, deux approches, opposées et parfaitement complémentaires.

Il n'y a donc jamais de restriction de genre, chaque femme et chaque homme peut s'approprier les deux polarités, c'est-à-dire toutes les couleurs de l'arc-en-ciel.

Ce que cela nous offre, c'est un choix et une invitation à jouer de ces polarités. En jouer et apprendre à permuter nous met dans une dynamique, dans une attitude plus vivante et appropriée face au monde, face à l'autre.

Dans ce contexte-là, je crois que l'essence d'une femme est féminine. Mais elle a accès au masculin, elle peut donc revendiquer les deux et cela n'a jamais été aussi vrai que de nos jours. Son essence reste féminine, mais il est vrai que dans sa manière d'être, dans ses comportements, sa polarité peut aussi être masculine. Pour un homme, l'inverse peut être aussi vrai. Donc j'utilise ces mots féminin et masculin libres de la femme ou de l'homme et cela deviendra plus clair dans le tableau qui suit. De nos jours, avec l'évolution des identités sexuelles en cours, je crois que nous pouvons nous permettre de les dissocier. Parler d'approches féminines et masculines dans la relation peut nous éclairer, c'est une grille de lecture qui peut beaucoup nous apprendre. Attention, sentez-vous libres face à ce qui va suivre ! Ce ne sont que des panneaux indicateurs, ce n'est pas le paysage.

Le tableau qui suit est un inventaire des qualités que j'ai glanées dans mes lectures, mes expériences de vie, des enseignements divers. Elles évoquent ces deux aspects, ces deux dimensions, ces deux attitudes, ces deux vécus. Ce tableau est relatif, imprécis, non exhaustif. Il se veut inspirant et permet de discerner deux polarités opposées, toujours complémentaires, qui vont vous paraître familières. Elles sont peu théoriques et elles expriment du vécu. Puisse ce tableau susciter de bonnes discussions et des prises de conscience personnelles.

Le Yin et le Yang

Dans la philosophie chinoise, le Yin et le Yang sont deux catégories complémentaires, que l'on peut retrouver dans tous les aspects de la vie et de l'univers.[2]

Cette façon d'aborder la dualité sous l'angle de la complémentarité plutôt que de l'opposition, convient parfaitement pour décrire le féminin et le masculin.

2 Tiré de Wikipedia...

Qualités féminines-yin

Le féminin est fluide, souple,
changeant, c'est l'émotion,
le ressenti, le sensuel, l'être, le relationnel.
L'énergie féminine est semblable
à un magma sans contour,
infini, océanique et mystérieux.
Le féminin est réceptivité,
mais aussi don de soi, spontanéité,
intuition, instinct, subjectivité.

C'est la terre, le corps.
C'est la nuit, la lune.
Le féminin recherche comme valeur ultime
d'être rempli, l'amour, l'union.

«La connaissance féminine aurait
des affinités avec le global.
Holiste, il n'y a pas d'hiatus
entre le savoir et la pensée,
entre la pensée et l'amour.
Le sujet est un,
et il fait un avec l'objet
dans toutes ses démarches».
(d'après Françoise Collin, Nouvelles Clés, 1992)

Qualités masculines-yang

Le masculin est l'axe, la direction,
la structure, la mission, la vision.
C'est aussi la réflexion, l'analyse,
la synthèse, la prise de décision,
l'initiative, l'action, le faire, le cadre,
la conceptualisation, l'objectivité.
Le masculin est la combativité,
l'affirmation.

C'est le ciel, le monde de la pensée.
C'est la lumière, le soleil.
Le masculin recherche comme valeur
ultime la libération, la vérité.

*«Le savoir masculin aurait des
affinités avec le détachable, la
coupure, la séparation. Il isole
un élément du réel, le projette hors
de lui, pour s'y consacrer dans
l'oubli ou la négligence de ce à
quoi il est rattaché. La rationalité
scientifique masculine serait, elle,
intrinsèquement mutilante».*
(d'après Françoise Collin, Nouvelles Clés, 1992)

le but

exclusif

rationnel

debout

individuel

affirme

informe

cristallise

est discriminatoire, sépare

sérieux

cherche le connu

la volonté

la puissance

noir-blanc

le chemin

inclusif

artistique

lové

relationnel et social

suggère

transforme

humidifie

est réunificateur, rassemble

ludique

se cherche dans l'inconnu

l'amour

la vulnérabilité

les couleurs et... la rondeur,

la saveur, le volume, la texture,

la profondeur

Lorsque ces qualités sont en excès, lorsqu'elles sont inconscientes, elles perdent leur qualité dynamique et bloquent le
jeu relationnel, nous épuisent ou nous déconnectent.

Le féminin inconscient ou en excès
Dilution,
passivité,
le «bordel»
confusion
chaos
instabilité
débordements
envahissement
engloutissement
lunatique
soumission
hystérie

Le masculin inconscient ou en excès
Autoritarisme
machisme
rigidité
contrôle
cérébralité
austérité
insensibilité
sécheresse
domination
intransigeance
abusif

Les deux potentiels existent chez chacune et chacun

Partons des organes génitaux de la femme et de l'homme. Ceux de la femme sont constitués d'une vulve incluant ses grandes et ses petites lèvres, de son clitoris, du vestibule et d'un vagin. Cet organe accueille, reçoit, sa puissance est de prendre et d'absorber, d'épouser le sexe de l'homme, il donne du vide, de l'espace, il donne une place, il ne se cache pas, mais il est invisible, il aime en donnant sa chaleur, son désir et sa présence, ainsi que du contact. Cette puissance d'accueil est l'essence même de la qualité dite yin-féminine. Ceux de l'homme sont ses bourses, un pénis et son gland. Cet organe émerge, il est pénétrant, il a la puissance d'être actif, d'être plein et de remplir, il prend l'espace, il donne la direction, il aime en donnant de manière visible et volontaire son désir, sa force, sa raideur, son intensité, son rythme, sa détermination. Cette puissance pénétrante est l'essence même de la qualité dite yang-masculine.

Ce qui apparemment pourrait être limité par les organes génitaux ne l'est plus dans notre manière d'être en relation, d'aimer et de faire l'amour. La femme peut être dans le pôle actif, yang, elle peut : bouger avec son bassin, contracter son vagin, prendre le sexe de l'homme et bouger à sa guise, par exemple lorsqu'elle est dans la position au-dessus de lui. Il est vrai que l'homme peut aussi être réceptif, ne pas bouger et se laisser prendre par la femme, se laisser aller à son rythme et jouir de toutes les sensations exquises qui lui sont offertes.

Dans ce jeu fondamental de la rencontre de la femme et de l'homme, de la pluie et du soleil, de la nuit et du jour, du yin et du yang, il est évident

qu'il y a deux approches, deux qualités, deux principes qui apparemment s'opposent et qui s'accordent de manière magique et complémentaire. Nous détenons les deux et nous pouvons en jouir.

Pour les Anciens chinois, il était déjà clair que l'équilibre et un bon usage des deux polarités procuraient la santé. Nous sommes tous plus en affinité avec l'une ou l'autre, et nous pouvons tous apprendre à développer au cours de notre vie la polarité timide, celle qui est initialement moins maîtrisée...

Françoise Héritier a écrit deux livres, *Masculin/Féminin* I et II, fort révélateurs de cette compréhension qui peut s'appliquer à tous les domaines de notre vie personnelle, sociale et professionnelle. Elle décrit, par exemple, comment l'espace urbain s'attache à ressembler à des choses visibles, concrètes comme des murs, des bâtiments, mais que c'est dans les espaces vides, à l'intérieur et entre les bâtiments que nous vivons, que nous circulons. Un travail et une réflexion équilibrée sur les deux dimensions semblent pouvoir donner de meilleurs résultats. Et pourtant, nos urbanistes et nos architectes ont de géniales pensées et de brillantes idées sur l'allure et l'ingéniosité de leur réalisation, tandis que les usagers sont souvent consternés de réaliser, dans la pratique, le côté peu commode à vivre et peu confortable de leur appartement ou d'un système de passage dans un bâtiment comme les couloirs par exemple. Il existe des livres qui parlent d'approche féminine dans l'entreprise ou l'économie.

Il est évident que nous pouvons appliquer cette grille de lecture à la relation femme-homme, à l'approche des corps et à la relation sexuelle.

Le tableau ci-dessus est un inventaire d'exemples de ces deux qualités, dans leur facette positive et épanouissante comme sous leur facette frustrante ou péjorante. Les Chinois parlent de plénitude et d'excès.

Plénitude et excès

La loi : pas de yin sans yang, pas de yang sans yin. Ce sont deux facettes de la même énergie, deux aspects, deux approches, deux formes, deux attitudes opposées et complémentaires. Nous les vivons consciemment ou inconsciemment, mais nous les pratiquons toute la journée, tous les jours. Il est préférable de les connaître et de les pratiquer avec intelligence plutôt que de les vivre mécaniquement et les subir.

Deux exemples traditionnels : lorsqu'un homme qui dirige une grande équipe de collaborateurs est dans son yang toute la journée, décide, tranche, prend des initiatives, transmet les missions et donne des ordres, recadre les erreurs et les égarés, licencie et embauche, donne la direction et le rythme à toute son équipe, vient le moment où il change de monde et revient le soir dans son foyer. Il aura besoin d'équilibrer sa journée avec du yin. Il a le choix : ou il choisit de le faire en toute conscience et il va se doucher, se poser, s'asseoir et boire un apéritif (l'alcool yinise) à côté de sa femme ; il pourra se relaxer et ne rien faire un moment, ou encore aller marcher au bord du lac avec elle sans autre but que le plaisir de prendre l'air et de recevoir les bonnes ondes de sa compagne et de la beauté de la nature, pour se ressourcer. Ou alors, il peut choisir de mettre ses pantoufles, s'effondrer sur son canapé devant la télévision, s'abrutir passivement un moment pour se changer les idées, boire plusieurs apéritifs (l'alcool yinise vraiment) et, épuisé, aller manger avec un regard absent et ne rien dire ni s'intéresser à ses enfants ou à sa femme. Et celle-ci se dira, «mais je n'ai plus un homme à la maison, j'ai un molachu!» Si la première version est ressourçante et épanouissante, la deuxième semble maladroite et peu satisfaisante...

Autre exemple: une femme qui a pris soin de son bébé toute la journée, qui a été à l'écoute et qui s'est soumise de bon cœur aux besoins et au rythme de l'enfant, en fin de journée aura besoin d'équilibrer ses énergies et pourra faire deux choses: prendre en main sa soirée, décider de ce dont elle a besoin et inviter son mari à la seconder pour qu'elle puisse faire les choses qu'elle attendait de réaliser. Ou elle pourra envahir son mari de ses plaintes et le percuter de ses critiques, se battre encore avec la pile de lessive et, épuisée, elle rejettera son mari au lit, pour le punir de toute sa frustration...

Autre exemple plus général: souvent au début, nous créons un couple fort électriquement, car chacun est dans sa polarité propre et cela crée une tension heureuse. L'homme a des initiatives et la femme adore se laisser faire. Avec l'usure, le couple se dépolarise et il devient moins électrique. Ou souvent même, nous changeons de polarité et l'électricité alimente alors nos conflits et la gamme étendue d'émotions liées à notre frustration. L'homme agresse par sa passivité, son mutisme, sa démission et la femme par ses critiques acérées et ses plaintes envahissantes.

Lorsque nous gagnons en conscience, il y a davantage de choix.

Il fait bon opter pour une manière qui nous permet un contact agréable avec le monde et où nous ne devons pas en payer les conséquences. Lorsque nous tombons dans le yin ou le yang inconscient ou excessif, nous devons d'abord nous le pardonner. Mais comme le chinois, cela s'apprend! Un couple a tout à gagner à éclaircir son expérience de la danse du yin et du yang. Une bonne dynamique est ainsi créée et cela permet plus de vitalité et de fluidité. Je travaille avec cette approche dans mes thérapies individuelles ou de couple, mais aussi dans les supervisions professionnelles ou des situations liées aux entreprises. Cette grille de lecture est valable et redoutablement efficace dans tous les domaines. Nous l'utiliserons encore dans d'autres parties de ce livre.

L'art du yang éclairé

Iliana et Enzo

Avec beaucoup de difficultés, Iliana vit, ou subit, depuis une année, un rejet de sa propre sensualité et de ses envies sexuelles. Son cœur voudrait, mais son corps a l'air de vraiment dire non. Cela frustre aussi son mari, il le vit douloureusement, mais il est collaborant et prend son mal en patience, avec quelques crises de colère ou de dépit. Iliana a besoin d'autre chose, mais elle ne trouve pas. Elle sait, par contre et bien évidemment, ce qu'elle ne veut pas, ne veut plus. Elle ne peut plus se donner comme avant, elle portait trop la rencontre, se laissait aller profondément. Parfois cela la rendait vulnérable. Son homme, lui, gardait involontairement une attitude de contrôle et profitait de la situation. Il avait une position forte, mais ne se laissait pas aller, ne lâchait pas prise. Il se donnait un bon rôle, même un peu de gloire à voir sa jeune et belle femme être aussi réceptive et bouleversée par la rencontre amoureuse. Petit à petit, à leur insu, cela avait fatigué quelque chose chez Iliana. Elle avait besoin que le rapport change, mais comment et dans quelle direction ? Elle n'avait aucune piste réelle.

Le travail de thérapie de couple qu'ils firent avait pour objectif pour commencer de les mettre à l'aise avec l'impossibilité du moment, avec les résistances incompréhensibles, de les accepter et de tenter des approches différentes, où les deux joueraient d'autres rôles, d'expérimenter des bouts de rencontre, même courts ou interrompus, pour réapprendre, pour retrouver un contact.

Après plusieurs mois de cette recherche, voici ce qui est arrivé.

Un soir, après avoir couché leur enfant, les deux avaient l'intuition que ce serait un moment pour tenter une approche. Pour la première fois, l'attitude d'Enzo fut de tenir son cap et de garder l'objectif de la rencontrer sensuellement, sexuellement et amoureusement, mais sans obligation de résultats et envers et contre toutes les résistances ou les dissuasions d'Iliana. Ancré dans son désir, il joua et se fit plaisir en approchant sa bien-aimée de manière différente et joueuse. Il essaya de chercher son regard, à différents angles, il l'a pris dans une étreinte douce où elle pouvait encore bouger et même s'échapper... puis un petit pas de danse, seul et ensuite avec elle. Il était d'accord de ne pas aller jusqu'au bout – c'est-à-dire jusqu'à la pénétration –, mais tant qu'il n'avait pas une déclaration claire d'Iliana, il continuait à risquer le contact, à aller dans le sens de son propre désir, sans attentes. Pour Iliana, cela changeait la donne. Elle ne devait pas arriver à quelque chose, ou quelque part, elle pouvait laisser monter les résistances d'usage, automatiques, ne pas leur accorder trop d'importance, et cheminer dans un dédale contradictoire de petites ouvertures et d'envies avec des crispations et des refus passagers. Après un moment, peut-être les tensions se sont-elles fatiguées, toujours est-il que son corps était un peu plus réveillé et détendu et elle sentit qu'elle pouvait aller plus loin et dire oui au rapport complet.

Pour les deux, ce fut un immense soulagement. Ils avaient trouvé une issue, finalement assez simplement.

Le jeu «de la pluie et du beau temps» (expression provenant des Amérindiens), le jeu de l'amour entre une femme et un homme, est aussi une occasion de mariage du féminin et du masculin. Mais nous avons à prendre conscience combien ce mariage nous implique dans un vécu sensible où nous avons beaucoup à apprendre. Les commentaires qui vont suivre parlent d'un terrain extrêmement délicat. Soyez alertes et comprenez-moi bien, nous ne désirons pas nous orienter d'un millimètre vers l'abus et nous aimerions absolument promouvoir la direction saine d'une énergie forte, épanouie du yang. La frontière entre les deux est très étroite et donc risquée, l'une est à l'ombre et l'autre est à la lumière, riche d'amour et de conscience.

L'attitude d'Enzo est particulièrement intéressante pour illustrer l'énergie du yang, et pour nous les hommes en particulier. Une lecture possible de son vécu est qu'il était dans son énergie yang, masculine, et ancré comme il l'était, Iliana put basculer, enfin, dans son yin, dans son féminin. Grâce à elle-même d'abord, mais aussi un peu grâce à lui. J'observe, et certaines femmes éclairées qui écrivent sur ce sujet le disent, que beaucoup de femmes aujourd'hui trouvent difficile de revenir à leur féminin, de se relaxer dans une attitude réceptive, confiante, innocente. Il y a eu des blessures. Mais aussi, est-ce trop vulnérabilisant? Est-ce trop difficile de lâcher le contrôle qu'elles ont dans leur vie de femme active, de mère?...

Nous, les hommes, pouvons jouer un rôle intéressant à cet effet: il est (quand même) important d'être dans notre masculin, c'est épanouissant pour nous. Avec la peur d'être dominants ou abusifs, nous sommes inquiets et nous ne savons plus clairement ce que c'est d'être dans notre yang. Dommage, car mieux ancrés dans notre puissance du masculin, nous pouvons contribuer à ce que les femmes s'épanouissent plus facilement dans leur puissance du féminin (et vice versa).

C'est la loi de la polarité des énergies opposées et complémentaires, une loi d'électricité amoureuse.

Dans les thérapies de couple, j'entends les femmes, elles le demandent. Une expression maladroite peut parfois être énoncée: «j'ai besoin d'un vrai homme», et si j'ose traduire cela signifie en réalité: «j'ai besoin que mon homme soit parfois dans un vrai yang». La réciproque est donc évidemment valable. Une femme dans un vrai yin a tendance à induire un comportement yang chez son partenaire.

Je le répète: la femme a le droit de dire non et le droit que ce non puisse être final. Être sensible à une femme qui se respecte et qui dit non me semble nécessaire et non négociable. C'est aussi la première leçon à donner à tous les garçons et futurs hommes de cette terre.

Mais je le redis, je désire parler ici d'autre chose de délicat et passionnant. L'homme peut tenir son yang, rester déterminé, ne pas flancher ou ne pas démissionner à la première résistance de sa partenaire, ne pas abandonner, ne pas trahir son désir ou son élan. Pour faire un lien avec ce que nous avons vu plus haut, l'homme peut ne pas devenir émotionnel, ni se sentir rejeté. Cette intégrité-là, cette solidité, est inspirante et souvent attirante. Il peut se relaxer dans son yang et ne pas passer à l'acte, ne pas se précipiter dans l'action.

> **Dans cette posture, l'homme reste en contact avec la belle énergie de son désir, il est centré en lui, il reste sensible et ouvert, ce qui donne du temps et un point fixe sur lequel la femme, si elle le désire, peut s'appuyer ou doucement se polariser.**

Attention, nous sommes proches de cette frontière où nous pourrions imaginer ou même ressentir une insensibilité, un viol, un abus, une insistance déplacée et harcelante, un jeu de pouvoir. En bons petits garçons, nous excellons à ne pas risquer de faire faux, ni à être jugés mauvais, pour surtout ne pas essuyer le rejet tant redouté. Je crois que nous connaissons et aimons le danger ; pour rappel la vitesse, les sports extrêmes, la guerre et tous ces endroits où nous développons un courage parfois morbide... Cette zone en deçà de la frontière du mal est pleine de vitalité et de possibilités. D'un côté le mâle et, de l'autre, le mal. À nous de faire la différence !

Quand l'homme tient son cap, détendu (sans attentes), déterminé, il peut tenter une multitude d'approches et il est vrai que la femme en retour peut le tester, se refuser, pour vraiment s'assurer qu'il est solide en lui, ou dans son amour. Ceci ressemble à un vieux jeu archaïque, biologique, presque animal. Faire la cour, gagner le parcours d'obstacles. Dans Urga, le film impressionnant de Nikita Mikhalkov, l'homme poursuit sa femme dans la steppe à cheval, puis lui court après encore un bout de temps, pour enfin l'attraper et la coucher par terre, pour lui faire l'amour. Sauvage, étonnant, naturel? Une belle image du verbe «ravir sa femme».

Trop d'hommes lâchent trop vite. Dès que l'ombre du rejet se profile, nous croyons que c'est fini, et que maman a décidé pour nous, alors nous nous fermons, nous nous coupons de notre partenaire, nous nous affaissons comme un petit garçon. Débarrassons-nous de cette vieille transe émotive! Beaucoup de femmes ont témoigné qu'elles sont déçues lorsque leur homme ne reste pas ouvert, se coupe d'elle, n'insiste pas, ne revient pas à la charge, n'est pas plus fort que leur résistance. Je crois que nous les hommes pouvons émerger avec amour et conscience, avec notre puissance sereine, debout, «en érection», et offrir de temps en temps notre désir pénétrant. En intensité, nous sommes presque intrusifs. À nouveau, la grande différence avec le viol et l'abus, c'est que nous y mettons de l'amour et de la conscience. La femme aura peut-être besoin de temps pour descendre dans son corps, dans son sexe et nous y rencontrer, et nous pouvons le lui donner.

Au plus profond de nos cellules et de notre mémoire d'homme, tout commence au moment où la nature nous a permis de lancer quelques millions de spermatozoïdes sur l'ovule, pour être certains d'arriver à nos fins. Un seul qui passe dans la brèche, mais aucune économie de moyens! Et une immense détermination: à leur échelle, quelques kilomètres à franchir et de gros risques de se perdre dans les replis du vagin, des trompes. Et cet ovule, grand comme un immeuble de trois étages, impressionnant, qui va nous laisser passer, peut-être, sans aucune indication quant à l'endroit précis de sa surface, grande comme un terrain de football. Oui, parfois, il est approprié de réunir la force et le courage de millions de nos spermatozoïdes dans notre cœur et d'oser aller chercher notre femme dans sa fatigue, devant son ordinateur ou à la buanderie, pour l'inviter et la tirer hors de son devoir et de sa surcharge, pour faire le pas dans le monde du plaisir, de la sensualité et de l'amour.

L'art du yin éclairé

C'est à ce sujet précis que ce livre est consacré. Ainsi, les deux parties suivantes vont largement le développer.

L'approche et l'art de rendre
les choses plus légères

Comme je vous l'ai déjà dit, ce texte est une invitation à prendre un chemin de traverse et à savourer la balade pour découvrir des paysages nouveaux. Je vous propose donc de voyager léger, d'enlever les anoraks, les moonboots et le sac à dos – sous les draps, la promenade a besoin que nous nous mettions en tenue légère, que nous nous mettions à nu. Les points qui suivent préparent l'ambiance, allument de petites lumières et rendent le cadre plus clair. Plus clair à l'extérieur et plus léger en soi, il permet de développer une attitude propice, au service de la rencontre, dans l'instant.

S'exposer, l'art de se donner une place dans le couple

Partager une intimité amoureuse et sexuelle est une invitation à s'exposer. Si je me cache, si je ne veux pas risquer de me montrer, de partager mon intimité, comment ma partenaire va-t-elle avoir accès à moi ? Qui et quoi va-t-elle aimer ? Dans l'amour, je risque d'exposer mon corps, ma nudité, mes organes génitaux, mais aussi mon odeur, mon excitation, mes bouleversements. Exposer ma beauté ? Exposer ce qui est beau, touchant, intime en moi ? Exposer ce qui est vulnérable en moi ? M'ouvrir à l'autre ?

Nous avons tous des blessures à ce sujet, provenant de notre tendre enfance et aussi plus récentes. Nous nous sommes sentis (sur)exposés, peut-être à notre insu, il y a eu des moqueries, des jugements, cela a été utilisé contre nous. Nous nous sommes ouverts et nous n'avons pas reçu le respect que nous attendions. Ces vieilles blessures du passé ont tendance à se réactualiser dans le présent. Avec de la conscience, nous avons peut-être appris à ne plus nous exposer n'importe où et n'importe comment. Néanmoins, la précaution que nous développons peut devenir inappropriée dans une relation qui désire aller vers plus de profondeur et d'intimité.

Le lieu de l'amour est le lieu de tous les dangers. D'où son attrait profond et universel.

Là où il y a du danger, il y a de la vie.

C'est pourquoi prendre des risques à moto est très excitant. Bonne nouvelle : prendre des risques dans la relation comporte moins de risques physiques et ne met pas en danger la vie, bien au contraire ! D'ailleurs, au début d'une relation, prendre le risque de se découvrir, de se révéler peut être très excitant. Dans le couple durable, il y a moins d'excitation, moins de danger, moins de prise de risque et parfois moins d'intimité. On ne s'expose plus vraiment.

Le problème de ne pas s'exposer, c'est qu'on ne sait plus ce qu'on cache.

Ne plus exposer, c'est par exemple ne pas nommer le plaisir, ne pas l'exprimer par la voix ou même par la respiration. C'est rendre hermétique ce qui se passe en nous, c'est être comme tout seul, isolé, barricadé. Une opacité opiniâtre. Par conséquent, nous partageons une façade, un mur, une barricade, un vide lourd. Ce n'est pas vraiment un cadeau.

Exposer, c'est nommer ce qui se passe dans l'instant. Nommer n'est pas expliquer ou dire ce que l'on pense ; c'est mettre des mots simples et révéler l'expérience que nous faisons maintenant comme : « ouuuf, ça, c'est vraiment bon... » ou « ouille, mon pubis vient d'être écrasé ! » Exposer, c'est aussi exprimer non verbalement la sensation ou le sentiment du moment avec le souffle, un son, une mimique, un geste.

M'exposer m'aide à prendre ma place dans l'échange, à exister dans ma vraie grandeur et ma profondeur. J'ai un espace de vie et je respire.

M'exposer donne une chance à l'autre de me sentir, de me voir, de me connaître et d'aimer ce qu'elle (ou il) voit, ce qu'elle sent de moi. Cela s'appelle aussi «sortir de l'opacité pour arriver dans la transparence».

«Des millions de personnes ont choisi de rester des graines.
Pourquoi?
Alors qu'elles pourraient fleurir et qu'elles pourraient danser
avec le vent et le soleil et la lune,
pourquoi ont-elles décidé de rester des graines?
Il y a un sens à leur décision:
la graine est plus en sécurité que la fleur.
La fleur est fragile; la graine n'est pas fragile, la graine a
l'air plus forte. La fleur peut être très facilement détruite;
un fort vent et les pétales s'envolent.
La graine ne peut pas être si facilement détruite par le vent,
la graine est protégée, en sécurité.
La fleur est exposée – une chose si délicate,
exposée à tant de hasards: un fort vent peut arriver,
il peut pleuvoir intensément,
le soleil peut être trop chaud, quelque humain peut cueillir la fleur.

Tout peut arriver à cette fleur, la fleur est constamment en danger.
Mais la graine est en sécurité ; c'est pourquoi
des millions de gens ont décidé de rester des graines.
Mais rester une graine, c'est être mort, rester une graine, c'est ne
pas vivre du tout. C'est sécurisant, certes, mais ça n'a pas de vie.
La mort est la sécurité, la vie est l'insécurité.»

Osho, philosophe indien[3]

Le soutien dans le couple

Un couple était sorti de ma consultation à Lausanne et devait rentrer en Alsace – un bon bout de chemin qui témoignait de leur belle motivation. Il pleuvait des cordes... et, comble de poisse, leurs essuie-glaces tombèrent en panne en chemin. Après un moment de vaines recherches d'un garage ou d'un magasin de bricolage, le seul stratagème qu'ils trouvèrent fut d'attacher les balais à des ficelles qui passaient par chaque fenêtre avant et, chacun à son tour, tirait sur sa ficelle pour actionner les balais. Ce ballet solidaire dura le temps du reste du trajet. Ceci se passant juste après leur consultation, ils prirent cette expérience comme un exercice pratique, mais éminemment symbolique. Le soutien et la collaboration mutuelle, c'est comme ça que cela marcherait.

Aimer ne nous amène pas toujours à soutenir notre partenaire de la bonne façon et au bon endroit.

Cela se précise au fil du temps et de la finesse des partages, dans la durée. Cela évolue ou change, bien sûr. Soutenir,

3   *The Book of Wisdom*, Ch. 27: «The Soul Is a Quest».

enfin, n'est pas aider. Nous n'avons pas besoin de faire à la place de l'autre.

Les moments de communication offrent des occasions formidables d'affiner notre soutien. Avec un bon soutien, un accueil bienveillant, notre partenaire peut devenir bon communicateur. Si je désire vraiment que mon partenaire s'exprime, alors je lui donne un espace pour le faire et un vrai soutien. Dans tous les cabinets de thérapie du monde, ce soutien est ce qui permet aux clients de se sentir capables d'exposer des choses qu'ils n'ont, parfois, jamais dites à personne, même aux plus intimes de leurs relations proches. Cela fonctionne. Il est évident qu'un soutien approprié dans le couple permet à chacun de s'exposer plus facilement.

Nous pouvons discerner d'une part le soutien intérieur, personnel pour nous-même, que nous sommes appelés en tant qu'adultes à développer, absolument –je me soutiens moi-même et je sais quelles ressources m'aident à franchir mes difficultés. D'autre part, il y a le soutien extérieur, que nous pouvons demander et parfois susciter, en particulier dans le couple. Lorsqu'il est reçu, il rend les situations délicates et la prise de risque plus faciles.

C'est notre chance d'être deux : il y a vraiment un potentiel de soutien mutuel qui permet d'avancer plus vite, plus loin.

Le couple est un lieu royal où s'épanouir, un immense potentiel d'enrichissement, certainement.

Dans la rencontre d'amour, le soutien est beaucoup non verbal, il peut ressembler à une main tendue, à un signe des yeux, une respiration, au fait de montrer qu'il y a quelqu'un à l'autre bout, une écoute, que nous sommes touchés, que nous donnons de l'espace ou du temps. Lorsque nous prenons le risque d'exister, d'aimer, de faire le contact, nous pouvons faire état que nous sommes présents, accueillants, heureux d'être là ou de recevoir.

Le soutien, c'est aussi ne pas laisser l'autre tout seul, alors qu'un petit signe de connivence ferait toute la différence. Soutenir, c'est être présent et empathique. Cela peut être discret, voire en silence, parfois même à l'insu de son partenaire. Un silence empathique, c'est juste donner de l'espace à l'autre, de l'attention et ne rien faire.

Il n'y a donc pas de règle, ni de modèle unique ou standard de soutien. Ce qui soutient l'un peut-être envahirait l'autre. C'est beaucoup une histoire de culture éducative et de codes: «De quoi ai-je besoin? De plus ou de moins de discrétion dans les signes, les gestes et les mots pour me sentir soutenu?» Un couple apprend à devenir plus conscient de ses besoins, à les assumer, à les communiquer et à les rappeler si nécessaire. Grâce à ces moments où la fluidité des échanges décline, nous pouvons préciser le soutien dont nous aurions peut-être besoin. Se poser la question: «Où est-ce que je me sens un peu trop seul?» ou «Est-ce qu'il y a des moments où, si mon partenaire me soutenait de telle façon, j'oserais plus facilement?» La difficulté à répondre positivement à une demande de soutien peut venir de nos conditionnements passés. «Je n'ai pas l'habitude de montrer mon soutien», «On est assez grand, on doit le faire tout seul.» Pour d'autres c'est l'inverse: «Je ne peux pas me retenir de montrer mon soutien et il en devient envahissant». Ce ne sont donc que des conditionnements, nous pouvons apprendre à nous en libérer, progressivement.

Dans un couple, il est important de réaliser que l'on participe à ce qui se passe chez l'autre. Toute maladresse relationnelle ou manque venant de son partenaire peut avoir comme composant un besoin de soutien non avoué.

Se poser la question «De quel soutien ai-je besoin, de moi-même et de mon partenaire?» nous rend responsable, devient inspirant et permet souvent de faire avancer les choses, d'améliorer la qualité des échanges.

La politique des petits pas. «So far so good»[4]

Dans l'Himalaya, un Occidental avait préparé laborieusement son trek. Il était accompagné de deux sherpas, s'était procuré du bon matériel et venait d'arriver au pied d'une montagne. Alors qu'il faisait une pause, il vit un petit vieux de la région le dépasser, marchant à bonne allure en sifflotant, courbé en deux, comme s'il regardait ses vieilles chaussures. Salutations, namastés, puis le petit vieux s'en alla sur le sentier qu'allait emprunter notre Occidental et grimpa. Notre voyageur se remit en route, vit la longue montée à parcourir encore jusqu'au sommet, soupira souvent et peina sur le chemin, mais en gardant le noble objectif d'y arriver avant la nuit. Et il y arriva, transpirant, épuisé, mais content. Et au sommet, il trouva le petit vieux, assis en silence, serein, souriant, regardant la splendeur de la vallée et du coucher du soleil. Salutations, namastés, et l'Occidental se risqua à lui demander: «Bravo! Mais comment vous avez fait pour gravir cette montagne aussi rapidement, aussi facilement?» Et le petit vieux lui répondit, étonné: «Quelle montagne?»

---

4   Traduction : jusqu'ici, tout va bien.

Parfois nous faisons un pas après l'autre, nous sommes dans l'instant et notre attention est entièrement dédiée à vivre ce moment. Le suivant coule de source, nous n'avons pas à nous en inquiéter. Le chemin devient le but. En définitive, avouons-le, nous ne pouvons pas vivre ailleurs que... maintenant.

Mais nous pouvons aussi nous perdre dans notre mental, penser, nous rappeler, anticiper, prévoir et voyager joyeusement dans le passé et dans le futur, grâce à lui. C'est un mécanisme puissant et efficace pour cela. Néanmoins, lorsque nous sommes dans le contact, en relation, nous en avons moins ou pas du tout besoin. Il devient même un handicap, il nous surcharge, nous divise et nous distrait. Nous devenons alors absents.

Dans la sexualité amoureuse, cette attitude humble, qui consiste à être entièrement et uniquement investi dans le moment présent, peut nous servir et comporte un certain nombre de vertus. Si nous sommes en train de savourer pleinement l'instant d'amour avec notre partenaire, où est le souci pour la suite ? Si nous sommes occupés à recevoir pleinement la grâce de ce moment, il ne reste pas de place pour imaginer le manque. Nous nous laissons pénétrer par les énergies qui se jouent en nous.

> **Pour ceux qui sont attentifs, sensibles, présents, il est évident que le trésor est caché dans l'instant et non dans le rêve du moment à venir.**

Cela pourrait ressembler à ceci : nous portons notre attention sur la sensation de chaleur dans notre sexe, puis sur notre respiration qui réverbère l'intensité de ce nous ressentons, puis ce sont les bruits de l'amour et le regard de l'être aimé qui attirent notre attention, ensuite nous revenons à la sensation du sexe qui prend de l'ampleur et ainsi de suite. Une danse ou une balade qui nous emmène, qui nous conduit et il n'y a rien à faire, nulle part où aller, juste à se relaxer dans la perception sensitive de ce qui est. C'est une chance...

Lorsque le couple a des difficultés, il est à l'opposé de ce que nous venons de décrire. Il pense et espère un résultat, il pense et attend quelque chose de précis de ce petit instant de rencontre. Les partenaires placent en général la barre haut, ont un idéal précis, parfois annoncé, parfois partagé, et ils mesureront sévèrement la réalité tendue et décevante qu'ils vivront. Au moindre accroc, à la première maladresse, à la plus petite «erreur» qui pourrait se glisser dans le parcours imaginé et tant espéré, le découragement leur tombera dessus, ils ne laisseront pas passer et ils s'arrêteront, se cabreront, se fermeront. Ce n'est probablement pas la bonne manière.

Un pas après l'autre: une sensation ordinaire, un sentiment qui nous touche, un silence qui nous apaise, un geste maladroit qui passe, un regard qui nous interpelle, une caresse qui nous bouleverse, un éternuement qui nous fait rire... Rien, strictement rien à chercher ailleurs ou plus tard, juste suivre le flot, se laisser couler et glisser autour des obstacles et savourer le courant, accorder une confiance sans conditions à ce qui est. Cette attitude nous détend et nous ancre dans le moment, nous gagnons en puissance et en habileté. La tension et l'agitation du mental nous décollent et nous coupent de l'expérience, nous perdons en puissance et nous subissons.

La sexualité est expansive, toute crispation est antisexuelle.

Pratiquer l'artificiel pour mieux revenir au naturel

Le spontané, le naturel, «être soi-même» sont actuellement considérés comme des valeurs importantes. Il est admis que c'est mieux et plus authentique de les vivre, surtout dans nos relations proches et intimes.

Pourtant l'artificiel, le fait de jouer un autre rôle, d'exagérer font des merveilles et constituent parfois la seule issue pour nous désembourber de nos habitudes mécaniques, pour nous dépatouiller de nos conditionnements tenaces, pour nous émanciper de notre petit moi étriqué, pour nous libérer de la petite idée de ce que nous croyons être. Se désobéir aimablement, se trahir joyeusement, jouer une autre facette nous permet de revenir à quelque chose de plus vivant, fluide, en bref... de plus naturel.

Ce que beaucoup appellent la «spontanéité» en eux est, en fait, de l'automatisme, du réflexe conditionné.

Lorsque je pars comme une fusée tout seul et fonce vers l'éjaculation, cela n'a rien de spontané, ce n'est pas mon être profond qui me guide. C'est une réaction conditionnée, une habitude que j'ai acquise dans la masturbation et que j'ai toujours pratiquée comme cela. C'est une réaction standard et inconsciente – et même stéréotypée et collective – qui ne m'épanouit pas et qui est radicalement insensible à ma partenaire. Lorsqu'on parle de la spontanéité d'un enfant, par exemple, il y a une certaine fraîcheur, une créativité de réponse, de l'étonnement. Cela jaillit de son cœur ou de sa profondeur et, en général, cela nous touche, nous en recevons tous quelque chose. C'est plus rare chez un adulte. Nous sommes très mécaniques, répétitifs, téléguidés par des schémas de pensée et de comportement. Comme disait mon ami Luis: «As-tu dernièrement pensé une pensée nouvelle?» Hum, pas sûr... Trahir un conditionnement, passer par-dessus une résistance, c'est enfin donner une belle énergie à une partie sûrement plus intéressante de soi-même. Donc, il n'y a pas mort d'homme, juste mort de l'ego, un peu, au mieux...

Nous pouvons observer trois origines du spontané. Le spontané de notre mental, qui est massivement de la régurgitation de notre passé, un disque dur qui mécaniquement fait son travail automatisé et qui nous ramène quasiment toujours dans le connu –apprendre à s'en méfier sereinement. Le spontané de notre cœur, qui ressemble à des ouvertures, à du partage – à soutenir joyeusement. Le spontané de nos tripes qui nous met dans des élans puissants, dans notre animal ou dans l'énergie pure, à utiliser avec intelligence et plaisir.

Le mécanique, l'automatique, l'impulsivité ne sont donc pas le spontané.

L'inconfort dans le changement

Il en est de même pour le «naturel». Il existe là une confusion qui ne nous aide pas à travailler, à développer ou à réparer nos bobos relationnels. Un exemple: après vingt ans de vie commune, rien de plus normal et vrai, pour le couple de Madame et Monsieur Schmooze, de ne plus faire l'amour. C'est devenu «naturel». Cela ne semblerait vraiment pas «naturel» de refaire l'amour ou même d'approcher le sujet par une proximité charnelle. Lorsqu'un tel couple vient consulter, cela me sera très difficile de les aider à «naturellement» retrouver le contact sensuel. Il y a une zone d'inconfort qu'il va falloir traverser. Cela sonnera faux au début, cela semblera artificiel, pas spontané du tout, «on revient à l'école». Cela pourra paraître ridicule, «ça ne me ressemble pas ou plus». En langage «psy», on appelle cela des résistances.

> **Cela ne ressemble pas à ce que j'ai connu et ce n'est pas encore ce que cela pourrait devenir.**

C'est un entre-deux, parfois timide, incertain, hésitant, balbutiant, tremblant, vulnérable, parfaitement inconfortable. Nous, les adultes, sommes équipés et avons les compétences pour le traverser. Nous l'avons fait quelques millions de fois dans notre vie déjà, dans notre famille, dans notre travail, lorsque nous étions amoureux... C'est ce que nous tentons d'enseigner à nos enfants.

> **L'inconfort est le climat nécessaire dans lequel s'opèrent beaucoup de nos changements.**

Nous pouvons apprendre à le supporter, à le soutenir et même à l'aimer. C'est presque un frisson, c'est un passage étonnant. C'est le seuil, c'est le pas-de-porte pour arriver dans l'univers que nous désirons.

> **Vouloir changer sans passer par la case inconfort ou autres frottements, tremblements et hésitations, c'est tout faire pour ne pas changer.**

L'observation que je fais dans mon cabinet est que l'humain préfère être dans l'insatisfaction et la souffrance, ceci même durant des années, que passer par un moment, souvent court, d'inconfort, d'inconnu, dans un espace qu'il ne contrôle pas. Et cela surtout s'il s'agit de choses naturelles comme aimer, désirer, caresser et faire l'amour.

Ce que je suis et ce que je fais : faire la différence

Idem pour la notion d'«être soi-même». Cette exigence moderne et très revendiquée dans le développement personnel mystifie une certaine réalité. Lors des consultations de couple, nous entendons souvent de belles phrases, émotionnellement authentiques et sentencieuses, du genre : «mais je suis comme ça !», «ça, c'est moi, j'ai le droit d'être comme ça», «tu dois m'accepter comme je suis», etc. Même si nous pouvons être forts d'une telle affirmation, c'est aussi une position de défense redoutable et qui empêche toute évolution. Cela n'a pas trop de sens. La demande de l'autre, le contentieux et la frustration, en règle générale, ne portent pas sur l'essence de ce que nous sommes, mais seulement sur nos comportements, nos attitudes. En psychothérapie, nous travaillons abondamment sur ces deux paramètres. Nous sommes ce que nous sommes, oui, c'est vrai, mais pour la plupart d'entre nous, nous ne savons même pas vraiment qui nous sommes. Il faudrait plus d'une vie pour répondre à cette question. Par ailleurs, nous pouvons en prendre conscience et travailler sur nos comportements et nos attitudes conditionnés, en adapter ou en créer de nouveaux, en jouer d'autres, comme nous l'avons déjà fait. Lorsque dans un séminaire je propose aux participants de jouer à autre chose qu'à eux-mêmes, «de désobéir à leur image», je remarque que c'est à chaque fois la meilleure chose qui peut leur arriver. Ils y trouvent davantage de vitalité, une qualité de spontanéité et souvent la surprise et l'appropriation: «ah, ça, j'aime bien, cela me fait du bien, en fait c'est aussi moi, ça!»

L'identification à cette haute idée de qui nous sommes se fait par nos pensées, et alors c'est certain, cette représentation de nous-même est extrêmement petite, étroite et limitée. C'est sous-estimer la vastitude et l'ampleur de ce que nous sommes vraiment, profondément. Je ne suis pas ce que je pense, ou ce que je fais, ou la manière dont je le fais. Ainsi donc, lorsque je joue un rôle qui «n'est pas moi», je peux être en train de vivre authentiquement plein de belles choses, ressentir des sensations nouvelles et intimes, me faire surprendre par une vitalité et une qualité de présence inhabituelles. Lorsqu'un homme gentil et serviable dans son couple commence à jouer en toute conscience et avec amour le «mauvais garçon» dans l'approche de sa femme, il ne se passe quasiment jamais de catastrophe. L'homme a juste plus d'énergie pénétrante et d'élan, et sa femme est juste plus surprise et enchantée de le sentir enfin venir à elle, oser la chercher. Elle peut enfin se laisser prendre et ravir. Il lui dira: «Oui mais là, je suis agressif?» Et sa femme lui répondra: «Mais non! Là tu es clair, tu es enfin présent!» Sa qualité de gentil peut, d'ailleurs, l'aider à vivre le mauvais garçon de manière non excessive, de manière consciente et aimable.

Ainsi, lorsque je suis confronté, dans une relation, c'est très rarement sur qui je suis et c'est très, mais alors vraiment très, souvent sur mes comportements inconscients, ou mes attitudes rigides, toxiques, désuètes.
Par comportement, nous entendons «toucher les seins de sa femme après seulement douze secondes de caresses

mécaniques des épaules», ou «éviter de toucher le sexe de l'homme et passer des éternités sur son visage...».

Par attitudes, nous entendons par exemple «attitude moqueuse et non soutenante lorsque l'autre s'expose», ou «attitude exigeante pleine d'attentes qui met la pression».

Le comportement est visible. Nous faisons quelque chose, donc nous pouvons intervenir plus facilement. L'attitude est une posture intérieure, souvent invisible, mais palpable, qui se capte dans le ton de la voix, par exemple, ou dans le regard, ou dans le degré de lourdeur dans la pièce... Souvent, nous n'en avons pas conscience. Nous pouvons et devons «décider» de créer une autre attitude. C'est un processus qui peut prendre du temps. Souvenons-nous que le passage par l'artificiel permet de modifier les attitudes. Par exemple, lorsqu'un couple se donne un rendez-vous, une consigne, une intention, où l'un prend l'initiative d'orienter la soirée vers quelque chose de nouveau, cela ne paraîtra pas «naturel», pas du tout spontané. L'artificiel, mettre de la conscience («soyons alertes ce soir»), donner une direction («optons pour des petites choses qui nous font plaisir»), poser des limites («on ne parle pas de boulot», ou «pas de pénétration ce soir»), décider et se réjouir pour une autre approche («ce soir c'est moi qui te fais la surprise») sont souvent les seuls outils que nous ayons pour éviter les pièges de la routine et du mécaniquement convenable, du connu correct.

Oui, l'artificiel est un des chemins les plus directs pour retrouver le naturel.

Un autre exemple : il est complétement artificiel pour des hommes et des femmes participant à un atelier sur la relation de couple de venir assister à deux à trois jours de cours où l'on suit des consignes, où l'on fait des exercices avec d'autres couples autour de soi et, en plus, où l'on «doit» en parler devant les autres ! Et, en général, le feedback de ces participants qui ont payé pour être là ressemble à : « J'ai découvert un peu plus qui je suis», «J'ai retrouvé une intimité avec mon conjoint, comme un nouveau mariage», «Je me sens plus en contact avec moi, et ma relation s'est du coup approfondie», etc. C'est paradoxal et c'est bien humain.

Une note pour les parents d'enfants en bas âge. Il devient très difficile pour eux de spontanément créer une occasion d'amour. Toute l'attention et la priorité sont mises sur la famille et le travail, sur la (longue) liste des choses à faire. Ainsi l'amour glissera en silence, facilement, à la dernière place. Avec la fatigue, on constate qu'on n'y arrive plus. Attendre que cela se crée de manière légère ou par surprise semble être un vœu pieu. Ou cela demande que l'un ait une certaine énergie ou de la détermination pour convertir l'autre. Ainsi, beaucoup de psychothérapeutes proposent l'outil du rendez-vous réfléchi et agendé, contractuel. Lorsqu'on protège et sécurise un moment où l'on ne va pas être dérangé, où les enfants ne peuvent pas entendre ou nous interrompre, où l'on a eu le temps de se préparer et de se réjouir, un moment convenu, dans ce cadre-là, nous pouvons nous détendre, arrêter d'être dans le «faire», revenir à «être ensemble» et à «être présents». Les énergies de l'amour et de la sexualité peuvent s'épanouir et se libérer un peu plus facilement. Ceci est valable aussi bien sûr pour toutes ces personnes qui remplissent tellement leur vie que, même sans enfants, le rendez-vous semble nécessaire pour revenir à l'amour partagé.

L'idée romantique de l'amour peut nous faire penser que cela va de soi, que cela coule de source, que si nous nous aimons, la rencontre se fera «naturellement».

Si cela est souvent vrai au début d'une relation, dans la phase de la lune de miel comme il se dit, dans le couple qui dure, par contre, nous avons à comprendre ce qui va nous aider à soutenir et à cultiver l'amour durablement. En travaillant avec des couples qui ont souvent de l'âge, c'est-à-dire entre dix et trente ans de vie commune, voire plus, je suis frappé de voir combien notre capacité à retrouver l'intimité et la fluidité de nos échanges reste intacte. La redécouverte de ce que nous croyions perdu semble donc plus proche que ce que nous craignions, à portée de cœur même. Mais la question et le travail porteront sur «comment et par quels moyens?».

Il existe une multitude d'outils, de propositions et de recettes. Une clé efficace est de se faire ami avec ce que nous croyons artificiel. C'est une transgression, une désobéissance à cette partie mécanique et sempiternelle de nous-même, le culot de ne plus être ce que nous croyions être, la décision de braver ce danger fictif et cet inconnu en soi pour revenir au vivant.

L'excitante et ennuyeuse question du désir

Sentir le désir dans son bassin ou dans son sexe est un grand plaisir, une chance, un luxe, mais pas une condition indispensable pour amorcer une rencontre amoureuse.

Nous pouvons nous libérer de l'exigence du désir authentique, du désir caricatural, celui du début de la relation ou que l'on voit dans les films. Parfois, il n'est tout simplement pas là. Parfois, il est enfoui sous une montagne de résistances et de fatigue. Parfois, il est si évident chez son partenaire, que cela semble impossible de le rejoindre. Et néanmoins, nous désirons un contact, nous avons besoin d'une rencontre, nous sommes attachés à l'intimité du couple. Ainsi, il est donc complètement acceptable et respectable d'être sans désir dans une rencontre. Et néanmoins avoir une ouverture à le laisser naître. Si nous le voulons, nous pouvons aller le chercher. Désirer le désir.

Je vous propose dans ce qui suit quelques histoires et quelques approches qui pourront éclairer ce phénomène étonnant qu'est notre désir.

L'appétit vient en mangeant, alors mettons-nous à table !

En français, nous avons cette belle expression qui parle probablement à chacune et chacun de nous. Nous avons certainement déjà fait cette expérience de se mettre à table en bonne compagnie, mais sans trop d'appétit, peut-être même avec une lourdeur ou une résistance et, en prenant notre temps, de commencer à manger. Car c'est l'heure, c'est le rituel, en couple, en famille ou avec des amis : à l'heure dite, on se retrouve pour partager un moment convivial et ressourçant et, de surcroît, nous répondons à l'un des besoins du corps qui est de se nourrir.

Après avoir goûté de manière désinvolte à un peu de brocoli, et aussi à un peu de ce tofu (ou agneau, c'est selon) cuit au four avec de gros oignons rouges, après une petite gorgée de vin, je commence à sentir que c'est bon, que j'ai envie de manger, qu'une certaine sensibilité s'éveille et que je vais même reprendre de cet agneau (ou tofu) délicieux, avec encore du brocoli, car mon ventre et ma langue appellent à renouveler et approfondir l'expérience. Et en tendant mon verre pour encore un peu de ce petit rouge local de derrière les fagots, je remarque que la question ne se pose plus. J'ai faim, je me nourris, je me régale.

Un couple qui consultait sur des questions sexuelles s'était rappelé que l'une des meilleures fois qu'ils avaient fait l'amour était celle où, un dimanche après-midi où ils avaient enfin le temps, tous les deux avaient eu très envie de flâner et de se reposer, de profiter de ne rien faire avant le lundi qui annonçait une semaine chargée comme d'habitude. Mais comme ils avaient de la peine à se rencontrer sexuellement, ils s'étaient dits «on devrait essayer de le faire sinon on ne le fera jamais!». Avec peu d'attente et une certaine lenteur ils avaient commencé à se trouver... Avec une approche aussi détendue, leurs corps semblaient avoir pris le relais, faisant ainsi de cette rencontre amoureuse et sexuelle l'une des meilleures et des plus fortes qu'ils aient expérimentées.

Une recherche récente de l'Université de Californie[5], publiée dans The American Journal of Medecine, porte sur la sexualité d'une population de femmes de 40 à 99 ans et observe que la majorité des femmes sexuellement actives déclarent avoir des moments sexuellement très satisfaisants, ceci malgré un moindre désir sexuel!

5   The American Journal of Medicine, Sexual activity and satisfaction in healthy community dwelling older women. 2012, p.125.

Moins de désir qu'avant, mais c'est meilleur.

Lorsqu'un couple, dans le feu de la passion, s'arrache les habits dans les escaliers et fait l'amour sur le canapé, tout va bien, aucune question ne se pose, aucun livre n'est à lire, aucun besoin de consulter sur la sexualité. Mais si le canapé est occupé par la pile des livres de Barbapapa et par la petite collection des Playmobil disposée en cortège par le petit dernier – et en plus avec interdiction d'y toucher –, comment, mais alors vraiment comment les parents vont-ils faire pour trouver un moment excitant et «spontané» de bonheur sexuel?

Le spontané, parfois, nous quitte, lorsque nous sommes un couple durable,

ou un couple parental, quand il y a le travail, les enfants, le ménage, nos parents qui deviennent vieux. Et alors, comment faisons-nous pour nous rencontrer? Et avec la fatigue de nos vies trépidantes et surbookées, archi-remplies, où l'on court d'un endroit à l'autre, d'un devoir à un autre, et en plus avec l'un qui est du soir et l'autre qui est du matin? Comment faisons-nous pour nous rencontrer?

Si l'adolescent aime bien manger spontanément et donc «au feeling», l'adulte a tendance à se régler sur trois repas par jour à des heures plus ou moins régulières. Cela ne pose pas trop de problèmes. Ce que nous devons faire – manger –, nous pouvons l'agender et, avec un peu de présence à soi, nous nous arrangeons en général pour même l'apprécier et savourer ce temps de pause et de souffle. Nous pouvons lui créer une valeur ajoutée et faire en sorte que cela devienne du plaisir. Et dans le couple, il s'agit bien de nourriture: s'il y a du sens à se rencontrer, si nous désirons nourrir le couple et que nous trouvons que la sexualité y contribue, alors au service de cette intimité, nous pouvons décider de lui fixer un temps dédié.

C'est notre liberté sans limite qui nous permet de transformer une nécessité, un «devoir», une tâche en quelque chose de créatif et d'épanouissant.

Il en va aussi de l'amour. Pour beaucoup d'entre nous, l'amour, le partage, le contact des corps sont une nécessité et représentent des besoins importants. Et même si nous sommes capables de les reporter, nous avons l'intelligence d'observer que le couple qui ne prend pas en compte ses besoins de contact et de partage a de fortes chances d'en souffrir. Capitaliser sur la belle énergie du départ et le mariage, par exemple, ne semble pas être suffisant. Mais si nous sommes rigides et inconditionnels du spontané, cela pose un problème.

Rappelons-nous du rendez-vous agendé, anticipé et sécurisé. C'est artificiel, c'est forcé, c'est anti-authentique pour certains, mais cela marche et, en plus, on peut se réjouir à l'avance – c'est jeudi, c'est jeudi ! Comme dans le yin-yang, le chemin le plus court pour retrouver le naturel est de passer par quelque chose de structuré, de décidé à l'avance, d'artificiel. Cet engagement-là honore le couple et a tendance à le soutenir dans l'entretien d'une connivence, d'une intimité. De plus, puisque l'amour spontané ne peut pas être mis sur la liste, l'agender lui donne une chance de ne pas chuter spontanément en dernière position de nos activités et de nos besoins, comme nous l'avons déjà évoqué auparavant.

Lancelot et Isabelle

Lancelot est descendu dans la cuisine vers 19 h. Il a décidé d'arrêter de travailler à sa comptabilité pour l'instant et de se boire une petite bière, puis de commencer à préparer son fameux ragoût pour le dîner; ce sera le bon soir pour faire ripaille. Isabelle arrive peu après comme une trombe avec deux œillères et une faim de loup et se jette sur le frigo pour en sortir tous les ingrédients qu'elle voyait pour un minestrone vite fait. Elle a trop faim! Lancelot la regarde d'un œil attendri, il la reconnaît bien là! Après la sixième gorgée de bière, il ressent une envie de s'approcher de sa bien-aimée, et, une minute plus tard, il saisit l'occasion du passage d'Isabelle devant lui pour la prendre par la taille. Elle s'échappe aussitôt pour poursuivre son chemin : elle a urgemment besoin de couper les herbes du jardin qu'elle vient d'aller chercher, cela va agrémenter sa soupe à la perfection.

Lancelot en a déjà vu d'autres, son courant d'air préféré ne l'en attire que plus. Il avance entre la table et le frigo, et n'a guère longtemps à attendre. Miss Pressée passe devant lui dans sa quête de la dernière échalote dans le panier d'osier vers la fenêtre. Aussitôt, il la ceinture, la presse contre sa poitrine et maintient sa prise. Isabelle gesticule, vocifère. Ses bras tentent de l'extraire de cette étreinte à gauche, à droite. Elle essaye avec ses pieds de reculer, de s'appuyer pour retrouver sa liberté. Mais non, son homme, imperturbable, planté dans cette cuisine, droit comme un i, avec des membres qui s'agitent comme les pales d'une hélice autour de lui, affiche un grand sourire et ne lui donne pas le choix. Il la tient avec fermeté et avec une infinie tendresse. Isabelle s'énerve: c'est inadmissible, elle, une femme libérée! Mais c'est vrai qu'elle est touchée par la détermination de son homme. Fatiguée de sa propre résistance, elle lâche un cran et sent une vive émotion de pouvoir se rendre, de lâcher, de faire confiance au fait que, oui, c'est après tout un bon moment pour s'arrêter et sentir son homme. Cette mise à terre et ce retour à son cœur réveillent une énergie dans sa poitrine. Prise par le devoir, de tout ce qu'elle croyait et voulait faire, elle en avait oublié le plaisir de partager ce bel appartement avec son mari. Finalement, aucun autre moment n'aurait été meilleur. L'embrassade dure un instant d'éternité, c'est-à-dire une minute vingt, c'est bon, et la soupe mijote. Tout est sous contrôle et le repas sera délicieux festin de connivence, et de légumes aussi. Le ragoût sera mangé le lendemain et d'ailleurs, cela, c'est une autre histoire.

Mais vers 21 heures, que se passe-t-il ? Lancelot s'attelle à ses factures pour les terminer et, tendu à recopier les vingt chiffres du compte loyer, il ne voit pas la démarche chaloupée de sa femme en petite culotte alors qu'elle ondule et fait plusieurs allers-retours devant lui. Car cette énergie qui a gonflé son cœur de femme tout à l'heure a commencé à allumer un certain désir dans son ventre. Lui n'y est pas, mais alors vraiment pas du tout. Sérieux, avec un froncement en V majuscule, Lancelot s'accroche à la liasse des factures à payer. Après une heure encore de chiffres à saisir, de touches à taper et de clics à cliquer, il peut se coucher, fatigué comme il se doit.

Isabelle le regarde, le trouve beau dans sa chemise de nuit style 17ᵉ siècle, ferme son livre de Bobin et éteint la lumière. Elle a envie. De quoi ? Nous ne le saurons jamais. Mais elle attend et écoute le son de la respiration de cet être qu'elle aime profondément. Puis elle s'approche et efface de son pouce la fatigue solide de son front. Lentement, plusieurs fois, profon-

dément. Il soupire et écarte ses jambes. Elle soulève les draps, remonte sa chemise de nuit jusqu'au torse légèrement velu et couche sa joue sur son ventre nu, son souffle chaud caressant d'une brise légère et humide le sexe de son homme. Rien d'autre. Elle ne fait rien d'autre pendant de longues minutes. Lui se détend et ne sait pas s'il doit s'irriter de ce poids sur son ventre ou se servir de ce contact, ma foi amoureux, et descendre de sa tête pour aller tout là en bas. Il se met à sentir et à apprécier ce contact, cette douce présence, mais régulièrement sa tête le happe avec des considérations logistiques, sans parler de la facture d'électricité qui le court-circuite. Avec la détente, son attention se porte de manière plus confortable vers son bassin et son thorax aussi. Fatigué mais présent, il peut accueillir sa femme et sent son ventre lâcher d'un cran, ressembler de plus en plus à un soyeux coussin ondulant... Il remarque que Vajra bombe un peu le torse, une sensation vivante commence à l'habiter. Dans ce rythme de film au ralenti, style India Song, l'illusion de l'épuisement se dissipe pour laisser la place à un peu de vitalité, par petites bribes, par endroits. Isabelle prend Vajra du bout des doigts et, délicatement, elle en met le bout dans sa bouche, comme pour le réchauffer. Elle ne bouge pas, ne tente aucune léchouille ni friction. Juste une présence aimante et troublante. Lancelot ne sait pas trop où aller avec cela. Dormir ne semble plus à l'ordre de la nuit, du moins pour l'instant, et le désir n'est pas encore monté en lui. Mais Vajra a changé de taille, il s'épanouit plutôt bien dans cet accueil silencieux et amoureux. Et toujours rien d'autre. À ce point-là, personne ne sait si quelque chose va se passer...

De se sentir tant aimés, Vajra et Lancelot se mettent à bouger, à exulter de manière sourde et lente dans des étirements et des soupirs, comme dans un petit tango discret qui fait rouler le bassin. Isabelle se redresse, vient à califourchon sur son homme, relève plus haut sa chemise de nuit pour lui en couvrir le visage et s'assied sur Vajra. Elle se caresse ainsi sur son mari, jusqu'à ce qu'elle sente que Yoni demande à prendre son homme à l'intérieur. Lancelot, sous sa chemise de nuit, sans pouvoir rien voir ne peut que sentir et se laisse bénir pendant un long moment de ce contact facile, où il n'a rien à faire que jouir de l'instant et de la rencontre.

L'excitation monte, les mouvements s'intensifient. Lancelot prend les hanches de sa femme et la bouge pour changer de position. Son énergie est revenue, il a envie maintenant d'aimer et de prendre sa femme, avec sa fougue de comptable.

Désirer ou s'approcher sans attentes. Lâcher le résultat

Quoi! Désirer quelque chose sans espoir? Mais c'est impossible!...

Et pourtant, cela s'apprend et, en plus, cela donne de belles choses ...

Pourquoi, mais bon Dieu pourquoi l'attitude zen n'est-elle pas enseignée au lycée?

Valentine: Chéri, on a enfin un moment ce soir pour se retrouver les deux... enfin! J'en attends beaucoup tu sais. J'espère vraiment que nous pourrons enfin nous retrouver profondément, comme au premier jour, chéri... Hein?

James: Ah bon, hum, ça craint ... Mais j'espère que ce soir, ce sera cool, pas comme la dernière fois où ça a complètement foiré.

Nous pouvons deviner la suite. Ils furent malheureux et eurent beaucoup de déceptions.

L'attente est une attitude. Nos attitudes induisent des comportements et des réactions, elles conditionnent nos expériences. Nous pouvons devenir attentifs aux attitudes que nous créons inconsciemment et en créer de nouvelles plus efficaces.

Souhaiter quelque chose, désirer quelque chose ou quelqu'un est l'expression d'une certaine vitalité. Jusque-là, rien de dangereux. Glisser une attente mentale, avoir une image mentale de ce à quoi cela devrait ressembler, penser au résultat, tout cela alourdit la chose, crée une pression, nous sort aussi d'une implication ou d'un accueil simple et soutenant de ce qui se présente. Il est très maladroit et violent de tenter, même inconsciemment, d'extorquer ce que nous désirons de la personne qui nous aime et que nous aimons.

L'espoir de contrôler le résultat est légitime mais naïf. Si, dans le monde du travail et des entreprises, c'est le grand enjeu et qu'il y est à sa place, dans la relation de couple, c'est complètement inapproprié, car justement il s'agit d'une relation.

Tout pouvoir que l'on gagne sur le conjoint nous met dans l'utilisation de l'autre, il se monnayera et nous en payerons le prix tôt ou tard.

Tenter de prendre du pouvoir sur la situation est également un aveu d'impuissance. Entrer en relation, surtout de manière intime, demande de prendre le risque à deux.

Le résultat ne nous appartient pas.

Dans beaucoup d'approches, on utilise le mot de co-création.

Nous pouvons désirer avec intensité une rencontre et l'accompagner d'une attitude ouverte, humble. Humble a la même racine qu'humus, on est bas, à ras les pâquerettes, sur terre, ancré, enraciné, appuyé sur du solide, par opposition à décollé, en l'air, la barre placée trop haut, dans la lune, dans le rêve, loin de la réalité. «Je ne sais pas ce qui va se passer, je ne veux pas le savoir. Oui, je souhaite et je prie que tout se passe bien.» Cette confiance accordée au moment, à moi-même, à mon partenaire, induira certainement de bonnes ondes et, de surcroît, créera des possibilités. Le résultat ne nous appartient pas.

Le challenge devient alors d'être à la hauteur de ce qui se présente, de ce qui se crée entre nous, et d'en faire quelque chose de satisfaisant.

Avec une attitude positive, lorsque les choses tournent en notre défaveur et nous mettent dans une situation de malaise, nous pouvons apprendre à l'accepter. Si nous l'acceptons, alors nous ne perdrons pas de temps à être déçu, à nous lamenter, à nous plaindre ou à blâmer. Nous pouvons risquer d'être créatif avec ce qui se passe et tenter de nous réorienter, inviter l'expérience à se diriger dans une autre direction. Rebondir en quelque sorte.

Le résultat ne nous appartient pas. Inch Allah! Si Dieu le veut! Nous pouvons prier, nous en remettre à quelque chose de plus grand que nous (c'est moins fatigant!), et nous faisons ce que nous avons à faire, au mieux, pour que cela se passe bien.

Les sportifs de haut niveau ont finalement compris cela dans les années 1980. Ils ont appris à se relaxer, à se détendre, puis à se motiver, se mettre en mémoire (vive) la victoire souhaitée, ils vont même développer les images de la réussite avant la compétition. Ils en ont la vision, sans tensions, sans attentes. Et lorsqu'ils sont dans l'action, leur engagement n'est plus mental, il est total. Il n'ont pas le temps de penser, ils ne peuvent pas se diviser et à la fois réfléchir tout en engageant leur corps totalement.

Lorsque je suis en face d'un partenaire et que j'ai des attentes, non formulées, inconscientes, il faut savoir que son corps capte une pression, l'air est plus lourd, il respire moins bien, il se sent moins libre. Comme il se met inconsciemment sur la défensive, il est moins bon, moins présent, moins impliqué, il est fragmenté. Cela ne sert pas notre projet, qui était de créer une belle rencontre.

Bénédicte et Sébastien

Bénédicte est fatiguée. C'est vendredi soir. Toute la semaine, elle a couru entre son travail à mi-temps et la grippe de son fiston, et là, tout de suite, elle vient de ranger à moitié la cuisine et elle n'a pas eu le courage de terminer. Elle n'a qu'une envie, c'est de se coucher et de s'évader dans la lecture et le sommeil. Et, c'est vrai, Sébastien, son mari, lui manque. Sur le canapé du salon où il vient de terminer un coup de téléphone à son père hospitalisé, Sébastien invite Bénédicte à le rejoindre. Elle s'effondre à côté de lui et se love contre son corps, sa tête sur son épaule. Elle en a marre, elle le dit. «Quelle semaine de m...!» Lui aussi en a marre, sa semaine n'a pas été triste non plus. Lui aussi tonne un «quelle semaine à la c...!». Tous les deux éclatent de rire. Cela fait du bien de l'exprimer et d'en rire, de décharger un peu cette frustration d'être autant au front sur tout ce qu'il faut faire et tellement en retard sur leur plaisir et leurs propres besoins. Après un moment de vide et de «ne rien faire», tout proches l'un de l'autre, Bénédicte a l'impulsion de monter sur Sébastien et le force aimablement à se coucher là, sur le canapé, elle sur lui, comme si elle se préparait à se coucher sur son matelas préféré. Sébastien apprécie son initiative et se soumet à son plan avec un certain plaisir. Il aime sentir le poids de sa femme sur lui, cela l'arrête et le détend. C'est une douce mise à terre et il se met à respirer profondément, soulevant sa femme à chaque inspiration. Bénédicte, quant à elle, se sent en sécurité et se relie doucement à son corps. Mon Dieu, qu'elle était perdue dans ses pensées et inquiète de tout ce qu'elle avait encore à faire! Cet ancrage et la réunion de leurs deux corps lui donnent une superbe occasion de revenir dans le moment présent et de sentir comme elle est bien en elle, comme c'est bon de respirer et comme il y a de l'espace pour elle à l'intérieur de son propre corps. Si le monde extérieur est rempli, saturé, son monde intérieur peut au contraire lui faire goûter à nouveau à un peu d'espace. Elle l'avait oublié, comme toujours, mais aujourd'hui, elle connaît par cœur le chemin de ce retour. Elle se calme et se ressource, la relaxation a pris la place de la fatigue. Un sentiment la submerge, un sentiment de gratitude envers elle-même et son homme pour cette sensation d'être vivante et pour cette aventure absurde et magnifique qu'est leur famille. Puis, Sébastien, de manière nonchalante, commence à lui caresser le dos, les hanches, la nuque, progressivement plus pressant, à mains plates et généreuses. Elle ne fait rien et ne répond pas, elle se sent fondre et se liquéfier. Une petite énergie dans la poitrine l'invite à se laisser faire, à se laisser écraser, à se laisser épouser la masse accueillante du corps de son homme. Leurs respirations se conjuguent par moments et, à d'autres moments, prennent un autre rythme, deviennent plus denses, plus profondes, et c'est bon.

C'est lorsque Sébastien presse les fesses de Bénédicte qu'elle sent comme une force dans son bassin, qui avait besoin de bouger, de repousser, de se frotter. Ce n'était pas sexuel, mais c'était... «bassin». Elle commence à onduler et à se la jouer féline sur son éléphant. C'est agréable et, surtout, elle ressent le besoin de miauler et de gratter et de mordiller. Elle surfe sur une petite vague d'énergie où il n'y a plus trop de pensées. Elle ressent comme un «oui» à ce qui émerge de son corps. Elle le suit, si bien qu'elle est surprise du rugissement étouffé que vient de simuler Sébastien. Une énergie animale se réveille, mais il ne faut pas déranger le petit !

Bénédicte propose d'aller se doucher et de peut-être continuer dans leur lit, car elle commence à sentir une énergie sexuelle monter du bassin jusqu'à son souffle.

Après s'être brossé les dents, pris sa douche et... avoir vite trié le linge pour faire une machine demain matin, pour prendre de l'avance, Bénédicte se couche. Mais elle a perdu l'élan et elle se dit que ce serait bien de dormir pour être en forme pour le week-end. Sébastien arrive à ce moment de la douche et, encore humide et tout nu, se couche à côté de sa femme. De manière cavalière, il enveloppe de sa main leste et tendre le pubis et la vulve de sa bien-aimée et ne bouge pas. Sa main est en fait relaxée et diffuse une douce chaleur, très agréable. Lorsque Sébastien se relève et s'installe entre ses jambes, Bénédicte s'aperçoit qu'il a un début d'érection et, en la regardant droit dans les yeux, il approche délicatement son sexe contre le sien et reste là, sans tensions, sans intention, mais avec une présence qui ne peut pas la laisser indifférente. Puis elle sent ses mains se promener sur son corps, doucement et parfois intensément, elle se sent pénétrée par lui un peu partout, mais pas dans son sexe. À nouveau, elle sent une énergie tranquille et puissante se soulever comme au ralenti dans ses cuisses, dans son ventre, dans sa poitrine. Elle sent que son vagin s'humidifie comme la terre après une petite pluie. Elle entend encore comme venant de loin un «mais je suis fatiguée» dans sa tête, mais elle sent surtout un «oui» sortir de son cœur et se propager jusqu'à ses lèvres. Le sexe de Sébastien se glisse dans l'entrée et reste là, longtemps, longtemps. Tout soudainement, ils ont tellement de temps, elle peut se laisser aller.

Il est possible de désirer et d'entrer dans la rencontre en se nettoyant des attentes, en évacuant cette attitude automatique qui vient s'immiscer et troubler la fête. Nous devons décider de l'écarter, et en créer une nouvelle qui peut ressembler à «Je n'attends rien de précis, je décide de soutenir ce qui émerge dans le moment, d'accueillir inconditionnellement ce qui se présente et de m'en régaler, d'en faire la fête, je m'amuse avec tout ce qui m'arrive.»

Lorsque ces petits «mantras» sont dits à haute voix, notre inconscient est orienté de la bonne façon. Cela nous aligne correctement et notre partenaire est libéré au même instant.

Pendant une période, ma partenaire et moi avions énoncé à haute voix un mantra paradoxal au début de nos rencontres amoureuses: «Aujourd'hui, chéri(e), faisons l'amour de façon médiocre!» Et cela marchait. C'est-à-dire que cela relaxait quelque chose en nous, nous rendait plus disponibles, plus aptes à bien vivre la rencontre et à baisser la barre. Ce que nous vivions ne pouvait alors qu'être plus haut. C'est l'art du paradoxe et du travail sur notre inconscient. Les sexothérapeutes proposent de dire amicalement à son partenaire frigide: «Je parie que tu ne seras pas excitée». À l'inverse, il est connu que les prostituées voulant accélérer le processus insistent à haute voix : «Surtout n'éjacule pas, n'éjacule pas.» Et le client benêt éjacule d'autant plus vite.

Nous pouvons faire ce travail intérieur seul, ou à haute voix, nous pouvons le partager avec notre partenaire, de manière intime et connivente. Certains le font à chaque fois, pour ne pas se laisser gagner par ces attitudes mécaniques, ces passagères clandestines et décevantes.

Revenir à la source du désir

Karam et Julie

Karam est un bel homme, grand et bien debout dans sa stature. Il vient consulter pour être aidé à faire renaître son couple qui a déjà cinq ans. Il y tient beaucoup et aimerait pouvoir garder sa partenaire, Julie, une femme mature et indépendante, pleine de talents et très attirante pour lui. Elle se sent facilement envahie et a donc besoin de se sentir libre, de battre en retraite. Comme souvent, la sexualité au début était très forte, elle était très fréquente et c'était facile. Après deux ans, Julie a commencé à avoir besoin de plus de distance et d'espace, pendant que lui devenait (encore) plus accro. Cela lui manquait. Mais sans le vouloir, il contribuait à la repousser : elle se sentait envahie et ne voulait pas endosser ce rôle consistant à le rassurer, à le combler. Rupture après cinq ans, c'est elle qui le quitte. Il vient donc me voir au moment où ils tentent de se retrouver, sur une nouvelle base. Et il sent que c'est à lui, pour l'instant, d'apprendre et de remettre en question ses approches et sa demande sexuelle excessive. Son objectif de travail dans la thérapie est d'être plus détaché. Il a l'intuition qu'une approche plus orientée par le laisser-faire, telle que je la propose, peut l'aider.

«Comment fait-on?», demande-t-il. Je lui propose d'expérimenter un exercice qui vient d'un vieux sutra[6] indien. «Lâcher le déclencheur du désir pour revenir à la source du désir.» Je le guide et lui propose de partir de l'attirance qu'il ressent pour sa bien-aimée. Les yeux fermés, il me décrit sa beauté, son corps et son rayonnement. Je lui propose de sentir et de se laisser aller à tout le désir qui se réveille à l'instant, qu'il se perde même dans ce déclencheur merveilleux et extérieur à lui. Puis, lorsqu'il est bien en contact avec cet «objet» du désir, je lui propose de doucement revenir à l'endroit qui est touché par cette beauté, l'endroit qui se réveille et qui est en train de devenir très vivant, dans son propre corps. Il me décrit, d'abord avec peine, puis petit à petit plus précisément, l'ampleur et l'intensité de ce qui se passe en lui. Je vérifie avec lui si ce qu'il ressent est agréable ou désagréable. Je vérifie s'il peut d'abord être concerné par ce qui se vit en lui, à la source, puis s'il peut le supporter et, pourquoi pas, en jouir. Cela prend un moment pour qu'il s'approprie le trésor énergétique qui chauffe son bassin et son thorax. Il me parle de chakras, mais je lui propose de rester avec les sensations, simplement, et de plonger encore dans ce monde peu connu et pourtant si proche. La tentation de repartir dans le déclencheur ou de se désintéresser de son ressenti survient plusieurs fois. C'est si «bon» de se perdre en l'autre...

6 Texte philosophique.

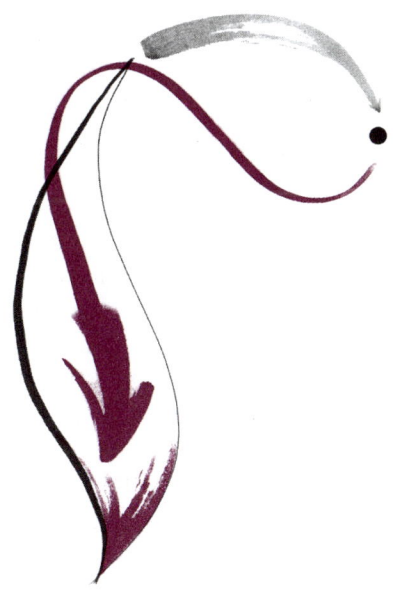

Lâcher le déclencheur pour revenir à la source.

Karam peut apprendre à se centrer dans son désir. C'est-à-dire qu'il peut être debout, qu'il peut ne pas être penché sur sa compagne ou la «squatter». S'il aimerait s'en détacher un peu, est-ce qu'il peut tenter de s'attacher un peu plus à ce qui se vit en lui? Est-ce que cela a du sens pour lui? Il comprend que cela peut être assez envahissant pour celle qu'il aime s'il se perd et ne se complaît qu'en elle. Et aussi que le travail n'est pas de se détacher dans l'effort, dans le contrôle et la dureté. Il n'a qu'à se relaxer un peu plus en lui, s'inviter à revenir à la source qui est dans son corps et même d'en ressentir tout le plaisir! La fascination que nous, les hommes, pouvons avoir pour le corps de la femme nous piège. Cela peut être une vraie obsession. Et pourtant être un homme et aimer une femme, une noble mission sur terre, avec toutes ces difficultés et ses dangers, reste le plus beau des challenges et nous avons toute notre vie pour apprendre. Karam fait son chemin. Il s'entrouvre dans sa conscience à ce que cela veut dire s'habiter soi-même ou, au contraire, s'accrocher et envahir l'espace de l'autre. Dans la suite, je lui propose de me décrire comment il approche Julie. Il me répond qu'il n'est pas complètement à l'aise car il sent qu'elle est sur la retenue. Donc, il va l'approcher avec un peu d'effort et de courage, pour être sûr de pouvoir la prendre et, alors, il la ceinture avec ses grands bras. Quelquefois ça marche, quelquefois c'est trop pour elle. Je lui propose de mimer pour lui-même une approche possible, étrange et particulière, mais qui manifeste à nouveau cette attention portée à la source. Dans le vide, avec une partenaire fictive devant moi, je tends les bras en avant et je m'arrête comme en suspens, bras tendus vers la bien-aimée imaginée, et je me relaxe. Je ferme même les yeux. Je suis dans mon intention de prendre dans mes bras et, à cet instant où rien ne s'est encore fait, je laisse s'épanouir ce que je ressens. C'est déjà très bon pour moi. En anglais on dit : je m'approprie la sensation («I own it»). Je sens l'énergie monter dans mon thorax, dans la région de mon cœur, dans mes bras aussi. Je me sens vivant et, j'aurais presque envie de dire, complet. Je m'attache à ce qui se passe en moi, à ma source. Puis Karam l'expérimente à son tour, pour qu'il s'imprègne de la sensation. Je me rappelle avoir expérimenté cette approche suspendue avec une bien-aimée. Au lieu de l'envahir généreusement avec tout l'amour que je lui portais, je l'approchais de la sorte et sa réponse était toujours la même : elle venait remplir le vide que je créais, elle venait naturellement et sans effort se mettre contre moi. Et, à ce moment, je l'entourais de mes bras et nous avions une étreinte courte, supportable pour elle, mais délicieuse car partagée. L'approche était déjà bonne, puis l'étreinte arrivait comme la cerise sur le gâteau, comme on dit. Sans mon attitude créée et délibérée, elle ne serait pas venue de sa propre initiative – elle était comme ça. J'aurais accepté et admis son droit de ne pas venir. Avec cette approche singulière où j'ouvrais les bras tout seul, riche de mon intention, je pouvais déjà sentir et me nourrir de ce beau désir que j'avais à ma source, pour cette femme merveilleuse, farouche et «envahissable». Karam me parle ensuite de massages qu'ils s'échangent, bien vécus, mais durant lesquels il essaie de ne pas montrer son érection et de garder les choses «neutres». Bel effort qui montre le respect qu'il porte à Julie, mais peut-être l'irrespect qu'il porte à sa sexualité d'homme.

Jouer petit ne lui servira guère, ni à son couple.

Dans une relation, il y a de la place pour deux, deux êtres vivants à part entière.

Comment célébrer la source sans devoir passer à l'acte nécessairement, comment jouir de la source ET se relaxer dedans, lui donner une place, sa place, sans partir avec la vague, sans se laisser emporter par les chevaux, sans «éjaculer» tout de suite.

C'est une histoire de rythme, c'est une histoire de lenteur. Comment ne pas amener à chaque fois «notre truc» et envahir l'autre – c'est-à-dire laisser l'autre deviner que nous lui demandons compulsivement de recevoir notre désir ou d'en faire quelque chose. Il existe le «non-demanding touch» (le toucher qui ne demande rien en retour), il existe aussi le «non-demanding desire» (le désir qui ne demande rien en retour)! Aligné et centré dans son désir, l'homme en devient beau. Beaucoup de femmes disent que c'est extrêmement attirant. Lorsque l'homme mendie, la femme se recroqueville ou rejette.

Je lui demande ce qui est bon quand il la pénètre. Vient alors une longue liste de ce qui est si fort pour lui, qui pourrait se résumer par «son vagin, son corps sont si savoureux.» En le provoquant à peine, je lui demande comment il sait que son vagin est bon. La réponse est claire: «C'est chaud, c'est doux, c'est électrique, c'est étonnant et affectif, etc.» «Oui, mais comment sentez-vous tout ça?» «Avec mon pénis, bien sûr!» Je lui suggère alors que c'est donc son pénis qui est si bon, chaud, doux, électrique et j'en passe... C'est si bon d'être dans son propre sexe, dans son corps, lorsqu'il pénètre le vagin, le corps de Julie. Il acquiesce, et réalise que c'est la source qui est sensitive, réelle, et qui le bouleverse. Pour Karam, c'est son propre sexe qui est si bon et, pour sa compagne, c'est probablement son propre vagin qui est bon. C'est parce que le partenaire est là avec nous qu'il est possible de sentir ce qui s'ouvre en nous, tout un monde de sensations, un espace magique, un monde de sentiments et de conscience que nous ne soupçonnions pas. Seul, c'est peut-être possible. Mais en relation avec le monde, c'est plus facile, plus rapide. Grâce à l'autre, nous ouvrons des portes à l'intérieur de nous sur des univers vastes et inconnus et, paraît-il, sans limites.

Nous avons donc besoin de l'autre.

Nous avons besoin d'être en relation pour être et vivre en nous. Sans l'autre, nous avons beaucoup de peine et prenons beaucoup plus de temps pour sentir et savoir qui nous sommes.

En contact avec notre source, nous sommes donc bien loin de la dépendance et de sa psychose. Probablement incarnons nous alors cette vertu et ce principe connus de toutes les nations dites «non civilisées» : l'interdépendance.

Se laisser impressionner, captiver même par tous les attraits extérieurs de ce beau monde, pour en faire quelque chose de juste, de bon, d'important à l'intérieur de soi. L'alchimie ordinaire.

Être dans son énergie ou être divisé ?

Marco et Silvana

Marco rentre de son travail. Il a mille et un soucis. Le projet qu'il est en train de réaliser se déroule laborieusement et, en plus, son chef lui met la pression par de nombreuses remarques. Silvana, sa femme, l'accueille tièdement. Lena, leur fille de trois ans, est malade, et il y a eu beaucoup à faire aujourd'hui. Marco est un peu déçu. Sa femme aurait pu être un réconfort. D'ailleurs, il a envie de faire l'amour depuis plusieurs jours et à chaque occasion il y a eu évitement. Pour de bonnes raisons peut-être, mais cela commence à l'agacer. Après le dîner et après avoir couché l'enfant, il approche Silvana dans le salon, maladroitement, et elle se met à parler du programme du lendemain, de l'heure de la crèche. Cela lui permet de garder une distance avec Marco. Elle n'a pas la tête à ça. Marco se sent rejeté – et à Marco, on ne lui fait pas ça ! Comme à son habitude, il se ferme, se coupe et boude pendant les vingt minutes suivantes, au moins.

*Il se sent divisé: une partie de lui pense qu'il en veut à sa
femme et que, ma foi, il gardera sa distance; l'autre partie,
dans son cœur et dans son sexe, a envie de la rencontrer et de
vivre un beau moment nourrissant avec elle. Il se sent plom-
bé, lourd comme un trou noir. Il décide alors d'aller frapper
le sac de sable en bas. Le concierge de l'immeuble l'a installé
dans le local à vélo pour les «petits jeunes», pour qu'ils se
défoulent plutôt là-dessus que sur ses plates-bandes. Marco
frappe fort en soufflant comme un bœuf, en se rappelant sa
journée, son patron et le «rejet» de sa femme tout à l'heure.
Cela lui donne de la vigueur et il peut évacuer une bonne
partie de cette charge émotionnelle encombrante.*

*Puis, d'un pas décidé, il remonte dans l'appartement et se di-
rige vers Silvana qui essaye de terminer de classer des dossiers
qu'elle a ramenés du bureau. Il se plante devant elle et pousse
un rugissement animal, avec un éclat provocateur dans les
yeux. Il y a une invitation et en même temps une détermination qui interloque Silvana. Il prend les deux feuilles qu'elle a
encore dans la main et les pose délicatement sur la pile. Puis
il la tire énergiquement debout face à lui, sans lui laisser le
choix. Silvana montre de la surprise et de la résistance, mais
au fond elle peut apprécier d'être emmenée ailleurs... Puis,
escomptant un refus épidermique, Marco lui souffle: «Dis-
moi non, si tu veux, donne-moi du non, vas-y...» Et il la provoque en la touchant, en la chatouillant, en approchant son
corps pour réveiller le sien, tout en se réveillant lui-même.
Silvana rit nerveusement et articule quelques «Non, non,
pas maintenant, pas comme ça», tout en se prenant au jeu.
Son ras-le-bol de la journée allume une étincelle qui lui fait
rendre la pareille. Et Marco n'aime pas les chatouillis, alors
il se met à gémir des «non, je t'interdis!», qui n'en excitent
que plus Silvana. Ils se poussent un peu plus loin, tombent*

sur le canapé et roulent sur la moquette. Marco crie un fort «Aaaïe» lorsqu'il roule sur un Lego de Lena. Silvana commence à le mordiller sur l'épaule, arrive à se hisser sur lui et fait mine de l'achever et de le coincer au sol. Le plaisir commence à pointer.

Non seulement ils déchargent les tensions de la journée, mais ils commencent à sortir de leurs pensées pour entrer dans les sensations de leur corps et ressentir de bonnes choses, comme le contact des peaux, le poids de l'autre, la respiration plus ample et plus libre, comme s'ils se sentaient plus vivants. Maintenant, il y a presque de la tendresse et de la sensualité. Avec quelques élans d'animalité joyeuse et légère, sans se faire de mal, ils ont pu enfin se rejoindre. Comme si le fait de passer par ces énergies grossières leur avait permis de mieux atteindre les énergies plus fines et plus douces de leur sensualité. Silvana prend Marco par la main pour l'emmener dans la chambre, elle sent qu'elle veut le sentir plus profond en elle...

Dans un jargon actuel, nous disons d'une personne qu'elle est «dans son énergie», ou qu'au contraire, elle est «dans sa tête».

«Dans son énergie» pourrait vouloir dire que cette personne est présente, habitée, entière, vivante et tonique, présente, dans sa puissance. Elle est fluide, légère, dans sa vitalité, elle bouge, «bouffe la vie», est facile à rencontrer, elle rayonne une énergie, elle se donne, etc.

«Dans sa tête» pourrait signifier que cette personne n'est pas en train de réfléchir de manière utile, qu'elle est perdue dans ses pensées vagabondes ou compulsives, qu'elle est absente. Au pire, qu'elle est lourde, bloquée, isolée, comme un trou noir, inexistante, morte. Elle nous pompe, elle n'a rien à donner ou à partager, elle est inerte, divisée, résistante, inaccessible, etc.

Je me rappelle une histoire qu'une amie m'avait racontée. Elle et son nouvel ami avaient fait royalement l'amour, il avait eu un orgasme puissant et il était sur elle, apparemment heureux et relaxé. Après quelques minutes d'extase pour elle, baignée dans la sensation des énergies d'amour et d'un silence méditatif, elle eut le choc d'entendre son amant lui dire: «oui, je crois que je devrais quand même aller acheter ce blouson que j'ai vu dans la boutique hier...» Au lit, dans l'amour, la rencontre amoureuse et sexuelle a besoin d'une disposition énergétique et surtout de présence. Notre train de vie moderne et notre travail ont tendance à nous loger et à nous faire vivre dans notre mental. Celui-ci ne fait pas partie de notre intériorité. Bizarrement, le mental nous tire dehors, ailleurs, dans un autre monde, presque réel. Il nous décolle en fait de la réalité présente. Il nous permet des abstractions, mais du même coup, il nous «abstrait» et nous «soustrait», ce qui a des conséquences négatives si nous sommes en relation, intime qui plus est. D'où la question: «Mais, tu es là?» Et la réponse sincère mais imprécise: «Mais oui, je suis là!» Le corps est là, c'est vrai, nous faisons acte de présence, mais nous ne sommes pas du tout présent. À nouveau, notre dimension cérébrale est nécessaire et immensément utile, nous avons besoin d'elle pour acheter un ticket de bus, pour nous rappeler des expériences passées et pour nous projeter dans le futur. Nous devons la solliciter, mais le fait d'y rester et de s'y perdre, de ne pas réaliser que nous y sommes coincés et embourbés, vient saboter nos petites occasions de contact et d'échange. Nous ne pouvons que recommander d'apprendre à faire le passage pour en sortir parfois. Comment changer de monde, passer du monde mental et du devoir au monde du corps vivant et du plaisir possible ?

Comment revenir dans la présence ? Avec les résistances habituelles, nous pourrions penser que cela nous coûte de l'énergie. Pour la plupart d'entre nous, au contraire, cela nous en donne.

Oui, peut-être que cela demande un effort de conscience, mais certainement pas un effort de pensée ni un effort musculaire – surtout pas ! C'est juste un passage, parfois délicat ou inconfortable et qui, avec la pratique, devient plus familier, plus naturel. La méditation est l'un des meilleurs outils pour nous apprendre ce travail de revenir en soi...

Par exemple, lorsque nous sommes vraiment heureux, lorsque nous aimons quelqu'un ou quelque chose, lorsque nous sommes pris par une émotion, nous n'avons pas le temps ni la disponibilité de penser. Nous n'en avons tout simplement pas besoin. Pour parler en termes actuels, nous vivons en 3D, mais nous pensons en 2D. Le corps lui, est toujours dans le présent, ici et maintenant, dans chaque sensation que nous pouvons ressentir.

Le mental est toujours et par définition dans le passé ou dans le futur, jamais dans le présent, d'où son utilité.

Il nous aide à voir le passé, à nous rappeler, à comprendre, à tirer des leçons et, grâce à ce passé, il nous aide à nous projeter dans le futur, à visualiser, à anticiper. En ce qui concerne le fait de vivre et de ressentir ce qui se passe à l'instant, nous sommes présents aux sens qui sont dans notre corps. Tous ceux qui pratiquent la méditation font l'expérience qu'être présent, être dans l'attention, est radicalement différent que d'être dans ses pensées.

Un temps vide, un silence fertile, un temps pour laisser émerger les parties de soi enfouies. Corinne, une femme qui a participé à l'un de mes séminaires et qui m'avait impressionné par sa clarté, a écrit un protocole possible d'arrivée dans la rencontre qui illustre vraiment bien notre sujet:

«Il arrive que deux personnes se retrouvent pour un moment amoureux et qu'elles ne soient pas suffisamment en accord. L'une est active, engagée dans le désir, demandeuse. L'autre essaie de suivre, de s'adapter, réclame et cherche ses ressources.

Dans la rencontre de deux êtres, tout est là: les événements de la journée, le vécu, les rancunes, les plaisirs, les volontés, les questions et les réponses. L'espace de ce moment peut être saturé par les besoins, les pulsions, les blocages, les oui et les non.

Dans la rencontre amoureuse se propose un moment de calme et de silence pour se retrouver. Un espace où les personnes sont ensemble dans l'immobilité et la tranquillité.

C'est un temps que chacun se donne et offre à l'autre, comme pour arriver pleinement et sereinement à ce rendez-vous.

Les deux corps sont en contact ou très proches, nus ou habillés. L'attention est juste portée sur le moment, sans pression ni demande. On peut accueillir le regard, la respiration, le parfum, la qualité ou le «rien de particulier».

C'est alors comme si les deux corps se reconnaissaient. Le désir du corps, sa curiosité se manifestent alors même que les idées ou le mental sont encore confus ou contractés. Même le plus timide des désirs peut s'aventurer dans cette ouverture et se faire entendre. On peut alors l'accueillir et lui donner le temps de s'installer, de se déployer, toujours dans la tranquillité. Absent quelques minutes auparavant, il vient raviver et investir les caresses et le jeu des amants, qui ainsi se remettent en mouvement.

> **Pour vivre ce moment de rencontre, il me semble juste de porter l'attention sur l'instant, sans attente, dans l'immobilité et le calme, avec la sécurité que chacun va respecter ce temps.**

Pour moi, ce respect permet une vraie liberté et une vraie détente.

Ainsi ouvert, cet espace permet la rencontre, la proximité et l'intimité. Il permet au corps de vivre et d'exprimer sa nature amoureuse. Il est disponible à chaque fois qu'on le laisse exister.»

Corinne Decorzent

Comment faire le passage ?

La voie royale pour amorcer cette reconversion est de choisir le corps et de porter alors une attention particulière aux sensations. Pratiquer et exercer les trois clés que nous allons développer un peu plus loin – la respiration, les mouvements du corps et la voix – nous aidera tout de suite à revenir dans le corps, à attirer notre attention vers les sensations, si possible agréables. Un massage, marcher ou un sport sans recherche de performance pourra bien nous aider aussi.

Comme pour Marco et Silvana, l'agressivité sainement exprimée, exagérée, jouée, et même partagée, peut nous donner un raccourci étonnant vers nos énergies. Lorsque Marco va évacuer ses tensions, son émotivité contre le sac de sable, il enlève déjà une couche ou deux, son sac de nœuds, ou son gilet pare-balles (!), et quitte la mentalisation de sa journée. Il désinvestit ses pensées, ce qu'il se raconte sur ses déboires et revient dans son corps. Il élimine les charges de tensions et d'émotions résiduelles liées à ses soucis et devient plus vibrant, respirant, plus vivant dans sa peau. Il fait un dégrossissage. Dans le sport, on parle de fatiguer le corps pour défatiguer nerveusement (la tête). Créer le passage demande une première énergie, mais en général, c'est peu de chose. Et ensuite, nous en recevons beaucoup plus, nous accédons à l'énergie dormante, enfouie dans le corps ou à celle qui était capitalisée sous forme de tensions et de nœuds et qui redevient circulante et disponible.

Faire le passage se fait seul à l'intérieur de soi. Mais c'est tellement agréable de le faire ensemble à deux et cela ne dure que deux à trois minutes. Les enfants adorent ça! Ils sont des maîtres pour nous et nous initient volontiers à leur jeu du moment.

Pour deux conjoints, apprendre un vocabulaire de gestes et de rituels de passage leur permet de se retrouver bien plus vite et avec succès, plutôt que de décharger – inconsciemment – en se perdant en irritations, en rejets épidermiques, en querelles très insatisfaisantes.

Ou alors, en s'abrutissant abusivement devant un écran. Nous pouvons les appeler des confrontations joyeuses, car elles se déroulent face à face. Ce sont des jeux de séduction, des interactions directes, des dérangements heureux, des provocations amicales, des prétextes ludiques, toujours avec une connivence et une sensibilité indispensables.

Beaucoup de clients qui consultent ont fait état de la difficulté de passer du sérieux de leur travail, de l'activité accaparante de la famille à l'intimité de la relation. Autrement dit, de

faire un passage du mental au corps, ou du monde du devoir au monde du plaisir.

Commuter d'un état mondain superficiel, technique, dans le «faire», à un état de disponibilité, aux sensations, à la capacité à se lâcher et à se remettre à respirer. Quel saut impressionnant et périlleux! Pour certains, mieux vaut se mettre devant son écran et s'abrutir normalement, comme tout le monde. À l'inverse, on se rappelle peut-être ce qu'a donné la panne d'électricité de New York et donc des postes de télévision. Le 9 novembre 1965, vers 17h, à la centrale électrique Sir Adam Beck n° 2 de Queenston dans l'Ontario, un petit relais électrique de dix centimètres sur dix centimètres mit en panne de courant un sixième du territoire des États-Unis et deux États du Canada, soit trente millions de personnes, pour une durée allant d'un quart d'heure à treize heures. Les couples, n'étant plus distraits d'eux-mêmes par la télévision ou les activités usuelles de la maison, se laissèrent aller à un peu de sensualité et, neuf mois après, il y eut un pic de naissances dans toute la zone sinistrée...

Barry Long, dans son livre *Faire l'amour* (éd. Pocket, 2011), parle de «température sexuelle» variable que nous avons tous.

Beaucoup d'hommes ont une température sexuelle haute même hors du contexte d'une relation sexuelle.

Il est vrai que si nous sommes déjà chauds, il sera plus facile d'entrer dans l'univers sexuel. Et si nous commençons avec une température fraîche, voire hivernale, comment allons-nous faire le passage?

Dans la loi de l'échange et de la contagion dans les couples, celle ou celui qui est déjà chaud peut réchauffer son compagnon. Si le «refroidi» est partant, s'il a une ouverture d'esprit, nous savons qu'il est en principe possible de faire fondre un glaçon, de réchauffer un cœur, de souffler sur le feu pour le faire repartir, de faire flamber des braises avec du bon bois, et ceci même rapidement, en quelques minutes.

Énergétiquement, nous sommes faits pour être vivants, pour aller dans l'intensité; nous sommes dotés de facultés corporelles qui allument le feu, qui font jaillir la vitalité.

Même dans les moments de fatigue, une réponse mécanique, physique du corps peut être sollicitée, si nous le décidons. Nous le savons, car c'est ce qui se passe dans des situations imprévues, d'urgence ou de survie. Dans le confort d'une vie régulière, nous pouvons apprendre ce protocole de passage sans stress et sans drame, et en fin de compte avec beaucoup de légèreté et de plaisir.

Nous proposons ci-après quelques outils, quelques clés qui ouvrent la porte, qui facilitent le passage et la créativité pour mieux vivre ces amorces ludiques, joyeuses et infinies.

Les trois clés : respiration, mouvements et voix

Dans la vie actuelle, pour la plupart d'entre nous, nous sommes tendus, coincés dans l'univers du devoir et souvent obnubilés par la liste des choses à faire, à terminer. Nous remplissons nos vies de choses importantes. La pression au travail a augmenté de manière radicale, nous sommes donc plus épuisés.

Notre civilisation semble anti-orgasmique, antisexuelle par définition.

Le plaisir, étonnamment, est beaucoup sacrifié à la représentation extérieure, au fait de se rassurer et de garder une contenance. Nous sommes éduqués à nous contrôler, au service d'une image, d'une politesse, des convenances, d'une idée. Rien ne doit dépasser ou se voir, et ce qui passe de l'intérieur vers l'extérieur doit être filtré, absolument.

Avec ce contrôle excessif, nous devenons opaques pour nous-même et pour les autres.

Nous ressentons une grande peur d'être exposé, de révéler au monde ce qui vient de l'intérieur. Les mots, les sensations, les sentiments, les émotions, les bruits du corps sont à réprimer, à cacher, éventuellement à être évacués de manière discrète ou à petites doses mesurées. Lorsqu'un bruit nous échappe, un éternuement, un gargouillis du ventre (pour ne parler que des moins difficiles), nous nous empressons de les réprimer et de nous en excuser. Ne parlons pas des éructations et autres gaz, qui nous font craindre la disgrâce et le jugement final!

Dans les énergies du corps, que se passe-t-il? Dans cette vie sérieuse, nous nous appliquons et, dans cette mission sans fin, nous prenons le chemin de la contraction. Notre bouche est serrée, notre respiration est au minimum, voire en apnée, notre activité mentale est au maximum, nos sphincters sont tendus, nos mouvements sont saccadés ou bloqués, notre voix est monocorde ou terne.

Nous pouvons donc discerner trois paramètres, observables dans tout blocage des énergies: diminution ou absence de la respiration, gel ou rigidification des mouvements, voix absente ou terne.

Par opposition, l'univers du sensuel et de l'échange du plaisir concerne la fluidité des énergies et nous allons vers l'expansion. Dans ces moments-là, la bouche a tendance à s'entrouvrir, la respiration devient plus ample, les mouvements se libèrent, la voix traduit l'état et l'intensité intérieure.

Dans cette ouverture, nous en devenons transparents et rayonnants.

Par exemple, après une dure journée, lorsque nous arrivons dans notre salle de bain, nous fermons la porte derrière nous, nous la verrouillons – enfin seul! – et nous allons pousser un grand soupir sonore, sans retenue, sans pudeur. Lâcher enfin notre contenance et permettre au corps d'exister et de se rattraper.

Lorsque nous désirons retrouver cet état vivant du corps, il suffit d'agir délibérément sur ces trois clés – respiration, mouvements et voix.

Il s'agit de les réactiver et de les soutenir : respirer par la bouche et expirer abondamment, bouger le corps, si possible de manière chaotique et libre, laisser la voix participer.

Deux exercices exemplaires qui permettent de réactiver ces qualités de vitalité et d'expansion : jouer les enfants et jouer les animaux. Dès que nous jouons comme des gamins ou avec eux, dès que nous jouons comme des animaux, à quatre pattes ou par terre, naturellement, nous devenons plus vivants, c'est-à-dire plus libres dans nos mouvements et de nos bruits. Le sport ludique, s'il est libre de tout objectif de performance, peut avoir cette qualité aussi.

Pour vivre un moment sensuel, sexuel, amoureux, les parents fatigués, les employés modèles mais en pré-burnout feraient bien d'apprendre ces «prétextes» énergétiques qui peuvent nous aider à passer de la léthargie à la légèreté, de la lourdeur à la vitalité, de l'épuisement à la fluidité.

Cinq minutes de jeux à deux nous désencombrent de notre cuirasse énergétique, changent notre disposition, nous font revenir dans le contact, dans la relation, dans l'échange et dans le plaisir de partager l'amour.

Trucs et astuces pour réveiller les énergies

Se chatouiller, se provoquer doucement, de manière progressive et rythmée, avec des pauses, des temps où l'on peut reprendre son souffle et rire!

Lorsque quelqu'un vient nous chatouiller, tout de suite nous ouvrons la bouche, nous exprimons par la voix et des mimiques notre réticence, mêlée de rire et de plaisir, des «non, arrêêêêête», et nous essayons de rendre la pareille. Ce jeu nous engage de manière très naturelle, comme si nous retournions en enfance, lorsque nous n'étions pas encore sérieux... Attention, certains ont été traumatisés car violentés par des chatouillements sans sensibilité, trop intenses et trop soutenus de la part d'un grand frère ou d'un oncle dominateur...

Se bagarrer amoureusement sur un grand lit par exemple L'approche lente et précautionneuse de deux animaux se testant et se jaugeant, le corps à corps amical peuvent réchauffer nos énergies. Personne ne gagne et chacun peut jouer plusieurs rôles, tels que le soumis, le maître, le finaud, le peureux, etc. On utilise les sons pour se faire entendre, son hara[7] pour résister ou pour s'appuyer et avoir plus de force. Le corps et la puissance naturelle qui y siège se réveillent aussitôt et cela nous aide à descendre, à réveiller les énergies du bas, à nous préparer, à nous faire arriver énergétiquement dans le corps.

Exercices de décharge tels que courir, faire du yoga, du vélo d'appartement, etc.

Tout exercice physique, même sportif, non orienté vers la performance ou le résultat, peut servir. Attention, la tentation, même dans ces activités pour notre bonne forme, peut être de s'appliquer, de se tendre pour faire bien, pour

---

7   Hara: ventre en japonais, source de l'énergie vitale.

réussir, pour arriver à un but et donc de serrer la bouche, de retenir son souffle, de crisper le corps ; ce qui, d'ailleurs, explique un certain nombre d'accidents sportifs. Les trois clés doivent être présentes. Si elles le sont, il y aura davantage de lâcher-prise, de détente, de fluidité et d'énergie. Le corps se réveillera et il y aura moins de pensées et d'images du mental.

Danser ensemble ou en même temps

Mettre une musique que nous aimons, laisser aller le corps à des mouvements appropriés, inspirés dans le moment par le corps lui-même, respirer dans l'animation de nos membres et nous faire du bien à mesure, dans le moment ; être présent, fermer les yeux.

On peut aussi le faire en face à face, imiter l'autre, «chercher» l'autre amicalement, rejouer la parade amoureuse...

Bandeau et surprises

Bander les yeux enlève une grande partie de la stimulation mentale et du contrôle. Par le regard, il peut y avoir une fuite d'énergie. Le bandeau ne nous donne pas d'autre choix que de descendre dans les sensations et les plaisirs du corps. Faire confiance à ses autres sens, faire confiance à l'autre, se laisser surprendre, nous transporte dans un autre monde que celui de l'habitude et du prévisible. Il déroute le mental et peut nous aider à calmer notre «contrôlite», la tendance à vouloir tout contrôler. Un bel exercice à échanger, de temps à autre.

Le jeu du yin-yang

Dans un temps donné, l'un prend le rôle du yang et oriente la rencontre, demande ce qu'il veut, ce qui lui vient d'agréable, dans une progression sensible et qui ne mette pas mal à l'aise son partenaire, mais au contraire, qui mets en valeur ses qualités et ses talents. Le yang protège le yin. Le yin développe sa confiance de dire oui, d'être disponible et au service. Il a bien sûr le droit de dire non, si possible de manière aimable et en restant éventuellement ouvert à une suite. Le yin soutient le yang. Puis inverser les rôles le même jour ou un autre jour pas trop lointain. Attention, à ne pas confondre avec le jeu du maître-esclave, qui n'a rien à voir. Avec amour et conscience, la danse du yin et du yang peut devenir magique.

Lecteur MP3 et caresses

L'un des partenaires met sa musique préférée et se laisse pénétrer par elle. L'autre caresse son corps, lentement, d'abord affectivement, puis sensuellement. Cela permet à celle ou celui qui est accompagné(e) par son alliée la musique de faire contact, d'arriver dans ses sens, dans son plaisir, de lâcher l'extérieur et d'atterrir en elle-même ou en lui-même. L'ouverture à l'autre peut devenir plus facile et plus riche.

Pose lascive et caresses progressives

Choisir une position couchée, ouverte et un peu exposante. Le corps peut bouger et se relaxer. Ne rien faire, juste recevoir et jouir de ce qui arrive, des caresses d'abord affectives, puis sensuelles. Ne pas interférer, ne pas devoir rendre, mais seulement respirer dans ce qui est ressenti permet à nouveau d'aller se loger et se lover au fond de soi pour sentir et savourer. Respirer donne de l'espace aux sensations, pour qu'elles vibrent, qu'elles résonnent en nous. La rencontre à deux qui suivra n'en sera que plus large et profonde...

Massage sensuel

Masser l'autre en utilisant tout le spectre, en osant aller du doux jusqu'au fort et profond, du calmant au tonifiant, du simple à l'exubérant, etc. La permission de réveiller, de provoquer, de bousculer l'autre amoureusement est donnée, d'autant plus que la soupape de la bouche est ouverte. Un son peut ainsi s'échapper, ce qui permet de laisser circuler ou de relâcher l'excitation, la surprise ou l'intensité.

Massage auto-érotique avec son partenaire

Lorsque mon partenaire est couché, je prends sa main et je la promène le long de mon corps, je me masse et je me caresse et me découvre, incluant sans précipitation mes zones érogènes, mes organes génitaux. Je peux bien sûr prendre d'autres parties de son corps, comme ses cuisses, ses pieds, son ventre, ses joues et ce qui me chante... Si je me lâche avec les trois clés, cette perméabilité, cette présence sonore et allumée dans la pièce sont déjà une forte jouissance pour les deux et montent la température sexuelle.

Exagérer la fatigue

Organiser une «fatigue party», où chacun se plaint, bâille répétivement et de manière sonore, montre et démontre son ras-le-bol, son épuisement, le renforce et l'exprime à souhait, le joue jusqu'au point où l'on a fatigué la fatigue! C'est souvent drôle et le fait d'exagérer nous donne de la distance. Comme si on se laissait descendre dans le creux de la vague pour pouvoir mieux en revenir et rebondir.

«Presser le citron»

Se prendre dans les bras et l'un presse, serre l'autre de plus en plus fort, mais en douceur, pour qu'il lâche et expire bouche ouverte. Nous pouvons aussi provoquer des petites secousses. Nous laissons l'autre reprendre naturellement son souffle entre chaque expiration.

La bataille de coussins

On tient un petit coussin et on tape avec des gros «Huuans!» le coussin de l'autre, ou ses jambes ou ses fesses, et les mouches, bien sûr.

Les rouleaux de printemps

Bouches ouvertes, se rouler sur le lit l'un sur l'autre, se monter dessus, s'écraser amoureusement et délicatement, toujours en extension et bouche ouverte. Être tendu et avoir peur de faire mal à l'autre nous crispe, fait des angles et concentre le poids à certains endroits – ça fait mal. Être détendu, étendre largement son corps et ses bras répartit le poids et ne fait pas mal. Rigoler décompresse la cage thoracique et nous rend plus réceptif.

Dans mon travail, lorsque je propose des exercices de ce genre à deux adultes sérieux et importants, je suis toujours fasciné et ravi de voir l'expression des visages: les yeux brillent, il naît un sourire ou du rire, ils sont alertes et complètement présents, les yeux espiègles comme ceux des enfants. Un régal!

Dans la rencontre amoureuse et sexuelle, être dans son énergie, dans sa présence est donc vivement recommandé. Dans le rôle actif comme dans le rôle réceptif. Ce n'est pas grave de se perdre de temps en temps, de remonter dans nos pensées. Comme nous connaissons le chemin, l'engagement serein peut être de tenter de revenir dans notre corps et dans notre vitalité. Lors des décalages inévitables de deux partenaires qui s'aiment, l'un peut même donner à l'autre l'envie de revenir ou tendre une perche. Nous pouvons donc nous contaminer amoureusement.

Conte de l'image belle et de la belle énergie

Dans votre vie, désirez-vous être vivant avant de mourir?
Dans vos relations sexuelles amoureuses, désirez-vous être vivant dans la rencontre?

La vitalité nous rend beau. La conscience de notre (belle ou moche) image peut nous rendre sérieux et coincé.

Je fréquentais un cours de biodanza, animé de manière splendide par Josette. C'est une forme de danse pratiquée dans un climat de liberté et de créativité, parfois en contact proche avec les autres. La danse ne doit jamais ressembler à quelque chose d'imposé par soi ou par la personne qui anime. Une magnifique proposition. Beaucoup des participants avaient plus de cinquante ans et étaient des gens très «normaux» et, a priori, dans mon regard d'abord jugeant, pas spécialement beaux. J'avais remarqué ceci en arrivant.

Puis, au fil des soirs, danser avec tous ces gens, par exemple avec cet homme ventripotent ou cette dame de soixante-cinq ans au dos un peu courbe, m'a ouvert le cœur sur un monde de beauté et d'innocence. Le regard de cette retraitée animée par sa danse était celui d'une jeune fille amoureuse. Elle avait un sourire touchant et des yeux pétillants comme une jeune femme émerveillée de sa première sortie. Cette danse la rendait belle et, en plus, elle me regardait directement dans les yeux. Je pouvais en avoir le plaisir sans attente, sans suite, c'était gratuit. La beauté émergeait de sa vitalité et de son implication dans la danse.

La danse rend beau ?

Notre vitalité certainement nous rend beau.

Se dire oui, se laisser aller dans son intensité et s'exprimer donne une qualité de rayonnement et d'aimantation.

Les critères de beauté extérieure sont culturels et évoluent avec les époques, on le sait. Ils sont aussi biologiques comme la symétrie, la jeunesse, la santé.

La conscience de notre image pose problème.

Que nous nous croyions laids ou beaux, le fait de nous identifier à notre apparence, de penser à ce dont nous avons l'air, nous limite parfois terriblement.

Que nous croyions ou craignions d'être moche peut avoir pour conséquences de nous retenir, de nous rendre discrets, de nous amener à ne pas nous faire voir, à être focalisés sur le regard extérieur que les autres nous portent. Que nous croyions être beaux peut avoir pour conséquences de nous inciter à nous cacher derrière cette beauté, de nous faire croire qu'elle peut suffire pour vivre une rencontre ou de nous faire penser et craindre que ce que nous sommes vraiment n'est pas reconnu ou risquerait de décevoir. D'être aimé ou surtout sollicité pour son beau corps, sa belle image, nous met dans un doute profond d'être aimé vraiment pour ce que nous sommes.

Dans l'implication sexuelle, nous laisser aller dévoilera un certain nombre de choses intimes. Comme notre sueur, notre essoufflement, un trouble dans les yeux. Juste avant l'orgasme, parfois nous montrons de la concentration, une tête sérieuse, dans l'orgasme une mimique, d'extase ou de souffrance, etc. Ce ne sont pas les meilleurs moments pour être beau, pour ne pas être décoiffé, pour avoir l'air «cool» ou détaché!

Dans mon travail, lors de mes rencontres, beaucoup de femmes ou d'hommes à la belle apparence ont raconté combien ils se sentaient coincés derrière leur façade de beauté. Les pauvres (!), ce n'est vraiment pas facile de l'assumer, surtout lorsque les proches ou les admirateurs le leur renvoient tous les jours, «parfois plusieurs fois avant le petit-déjeuner» (sic!). La beauté peut donc être handicapante pour les gens «beaux».

Lorsque j'étais jeune, en classe, un de mes camarades «moche» affichait une gueule peu avantageuse, mais avait développé des talents de contact et de séduction très efficaces. Par exemple, il faisait rire les filles, il racontait des histoires qui nous captivaient et savait se moquer cruellement de nous autres. Moi, sérieux et contracté, j'avançais en sachant que j'étais beau – on me l'avait assez répété. Mes yeux étaient d'un bleu lumineux, mon regard était doux, profond et fascinait les filles, mais qu'est-ce que je marchais maladroitement, les fesses serrées! Je ne savais pas où mettre mes bras, et j'étais sûr que tout le monde me voyait, repérait mes défauts et pouvait risquer de mal me noter. Quel calvaire de tenir mon image de beau! Ce petit avantage plastique fonctionnait comme une béquille, mais m'estropiait en même temps.

Cela m'a pris longtemps pour découvrir la différence entre me savoir beau et me sentir beau.

Être dans mon énergie, me laisser aller, oser émerger et laisser jaillir ce qui est en moi, me rend beaucoup plus beau, même si j'ai l'air moche (!). La pudeur que j'ai su lâcher avec l'âge, cette timidité pétrie d'orgueil et de vanité qui s'est enfin dissoute m'ont fait perdre tellement de temps, m'ont fait passer à côté de tellement de bonnes occasions de rencontre! Je ne me suis tellement pas aimé pour tout ce que je me suis retenu de faire!

La beauté peut être gaspillée sur les gens beaux.

Être vivants, libres et ouverts dans l'expression de nos qualités intérieures nous rend tous beaux.

Concernant la sexualité, nous retrouvons ce dilemme. Certaines personnes avec un corps «canon» peuvent tellement peu en jouir! Elles utilisent leur beauté comme un pouvoir pour obtenir ce dont elles ont besoin et affichent parfois une arrogance et une suffisance qui peuvent glacer. Et elles avouent qu'elles s'ennuient dans une relation authentique et aimante où il n'y a plus rien à gagner. Vivre heureux et dans le plaisir est devenu secondaire.

Brigitte Bardot a-t-elle été un contre-exemple? Lorsqu'elle était jeune, elle a été reconnue comme une beauté universelle, un archétype de la beauté féminine. Elle en usait certes, mais lorsqu'on lui demanda:

«Quel a été le plus beau jour de votre vie?», elle eut cette réponse magnifique et incroyable pour l'époque: «Ce fut une nuit».

Elle assumait et révélait qu'elle aimait l'amour.

L'image de beauté que nous pouvons avoir de nous-même nous donne un pouvoir et nous permet d'obtenir des faveurs, on le sait depuis l'enfance déjà, quand les parents, les adultes nous répètent leurs compliments, pleins de fierté et de tendresse d'ailleurs. Nous pouvons reconnaître que dans le développement de l'enfant, cette phase de trouver du pouvoir sur le monde est importante. Lorsque nous atteignons une certaine maturité, je crois qu'il y a

un choix à faire dans sa vie: choisir le pouvoir ou choisir l'amour.

Le pouvoir tant cherché rassure, compense, nous fait croire que nous contrôlons quelque chose dans notre vie. Le pouvoir est lié à la beauté, à l'avoir et au savoir. La recherche effrénée du pouvoir a comme origine un sentiment d'impuissance.

Dans l'amour, nous donnons le pouvoir, car nous l'avons.

L'amour nous invite à nous rendre, à nous laisser gagner et bouleverser, c'est une puissance qui rayonne dedans et dehors. Le calcul mental et la tension nous aident à développer nos pouvoirs, les sensations du corps et la relaxation nous aident à développer l'amour.

Ainsi, la bonne nouvelle est qu'il n'y a pas besoin d'être beau pour aimer et être aimé. La mauvaise nouvelle est que la beauté n'est pas une condition suffisante pour être heureux en amour.

Est-ce à dire qu'il faut consacrer moins de temps au miroir, à notre look, au choix de nos vêtements et consacrer plus de temps et d'attention à notre relaxation, à notre disponibilité et à notre état intérieur?

Lorsque nous nous laissons toucher dans une rencontre sensuelle et amoureuse, lorsque nous pouvons montrer d'autres facettes que celles où nous sommes forts, bons et en contrôle, que nous pouvons partager de manière plus complète et profonde nos traits authentiques, même si nous leur portons des jugements négatifs, si nous partageons aussi notre imperfection, notre vulnérabilité, notre humanité et qui nous sommes en vérité, alors c'est probablement à ce moment-là que nous partageons ce qu'on appelle l'intimité. Fragilité et faiblesse sont deux états très différents de la vulnérabilité. Vulnérable veut dire «blessable», non défendu. En allemand on dit «verwundlich» – qui peut être blessé. C'est probablement le propre de notre condition humaine : nous pouvons être touchés, atteints, blessés, mais aussi rejoints, reconnus, aimés, transformés.

C'est donc paradoxal. Il faut une certaine force intérieure pour oser être vulnérable.

En général, c'est la dernière chose que nous voulons sentir et montrer. Et pourtant, c'est là où nous devenons accessibles et touchants, où nous créons une brèche par laquelle l'autre pourra «entrer», nous sentir, nous reconnaître et nous aimer. Étonnamment, l'autre facette de la vulnérabilité est donc la puissance. La puissance est vulnérabilisante, elle nous rend visible et nous expose. Le pouvoir, par contre, est une planque, une force qui, comme les endives, prospèrent à l'ombre.

Nelson Mandela a cité dans son discours d'inauguration cette brillante femme qu'est Marianne Williamson. Cette phrase tirée de son livre, A Return to Love, est l'une des plus recherchées sur Internet:

«Notre peur la plus profonde n'est pas d'être incapable. Notre peur la plus profonde est d'être puissant au-delà de toute mesure. C'est notre lumière, pas notre ombre qui nous effraie le plus. Nous nous demandons: 'Qui suis-je pour être brillant, magnifique, talentueux et fabuleux?' En fait, qui êtes-vous pour ne pas l'être? Vous êtes un enfant de Dieu. Jouer petit ne rend pas service au monde. Il n'y a rien de sage à rétrécir pour que les autres ne se sentent pas en danger, à cause de vous. Nous sommes nés pour rendre manifeste la gloire de Dieu qui est au-dedans de nous. Elle n'est pas seulement dans certains d'entre nous, elle est en chacun. Et en laissant notre lumière briller, nous donnons aux autres la permission d'en faire autant. Lorsque nous sommes libérés de notre propre peur, notre présence libère automatiquement les autres.»

Cela m'a toujours frappé que nous soyons prêts à nous mettre nus corporellement pour la rencontre amoureuse, mais que

c'est un autre challenge que de se mettre à nu et de permettre à l'autre de nous voir, de nous sentir, d'avoir accès à qui nous sommes vraiment.

En général, la relation est un espoir de rencontre, rencontre de qui nous sommes et non pas de deux images, deux façades, aussi belles soient-elles. Une définition simple de l'intimité est celle-ci :

« Je suis avec toi comme je peux l'être lorsque je suis seul. Je vis une intimité avec toi, car je suis aussi à l'aise et tel que je suis en présence de toi, que je le suis lorsque personne ne me regarde, que lorsque je suis seul et me sens libre. »

Je crois qu'il est intéressant de tenter d'accepter que nous sommes aimés pour ce que nous sommes aussi et non seulement (ou parfois pas du tout) pour ce que nous essayons de montrer ou de paraître.

John A. Sanford dans son livre The Invisible Partners voit deux besoins fondamentaux qui nous poussent à créer une relation intime. Le premier est celui d'être nourri, le deuxième est celui d'être soi-même. Être nourri par l'amour, le soutien, les petites attentions, l'admiration, etc. Être moi-même... pour ce que je suis. Il est vrai qu'en rencontrant celle ou celui que nous aimons se rajoute l'espoir que dans cette relation nous pourrons être qui nous sommes vraiment et qu'en plus nous serons aimés pour cela. La sensation d'être révélé, d'émerger dans sa beauté et dans ses talents, dans sa lumière, fait souvent partie de l'expérience du couple, surtout au début ! On sait malheureusement aussi que le couple, lorsqu'il se déchire, peut révéler l'ombre et les facettes insoupçonnées et sombres de la même personne lumineuse que nous avons connue au début...

La beauté ou le souci de beauté ne sont donc pas le bon refuge, la bonne excuse qui nous économise d'être présents et impliqués. Beaux ou moins beaux, nous gagnons tous à nous investir dans la sensation intérieure d'aise, d'ouverture, de lâcher-prise, de vitalité.

La rencontre sexuelle et amoureuse

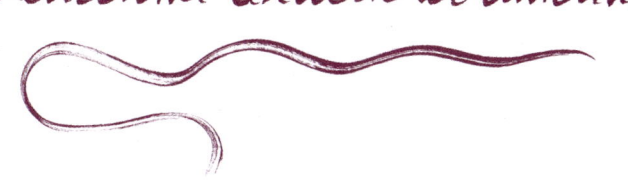

Spectre large de la rencontre charnelle et sexuelle du couple

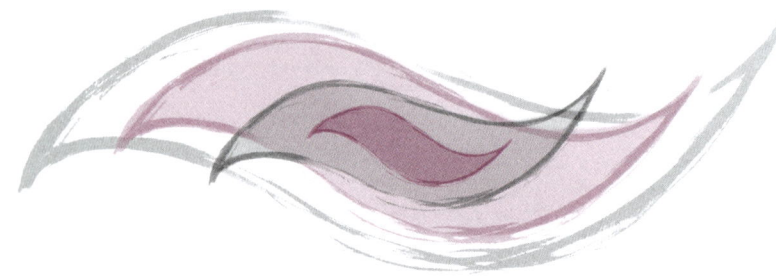

Lorsqu'un couple se rencontre, nous pouvons suggérer, de manière impressionniste, un terrain sur lequel il partage, de manière naturelle dans les premiers temps, une connexion, un univers, un champ de contact qui est le résultat de leur attraction sexuelle. Ce paysage est souvent vaste et comporte une multitude de couleurs et de dimensions, de gestes et d'intentions.

Si son origine est sexuelle et amoureuse, dans sa nature, le contact peut s'exprimer de façons variées:

De manière affective

Un échange de tendresse sur différentes parties du corps, du visage, du haut du corps, les mains, ou le bas du corps, même pourquoi pas les organes génitaux. La tendresse a sa source d'inspiration dans le cœur. La qualité du toucher est calme, une présence tranquille, une caresse innocente, un baiser, des gestes et des témoignages gratuits, sans suites, apaisants, rassurants, réchauffants, nourrissants. L'intention manifeste l'amour, l'attachement, le plaisir d'être ensemble. Le climat est doux, l'intensité est plutôt légère.

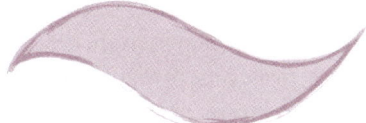

De manière sensuelle

Le contact par le toucher est plus soutenu, plus fin ou plus appuyé, le corps à corps ou les caresses soulèvent plus d'éveil, de tonus. Il a sa source d'inspiration dans le cœur et dans le sexe, mais aussi dans le ventre. Il engage plus d'intensité et d'expansion. La respiration change et augmente, le corps a besoin de bouger pour permettre à ce qui est ressenti d'émerger et lui donner plus d'ampleur. Le toucher est plus insistant ou provocateur, s'attarde sur certaines zones, érogènes ou non. Ces zones répondent de manière sensible, érotisante. L'intention est de réveiller une énergie, une électricité, une fluidité, ou de susciter une ouverture. La sensualité est un lieu où l'on peut s'installer et s'attarder, suffisant en soi, très demandé par la plupart des femmes, escamoté par un grand nombre d'hommes, et qui peut déboucher sur une pénétration mais, attention, pas obligatoirement. Sont concernées les zones érogènes du corps, les zones génitales, mais aussi toute la surface (des deux mètres carrés !) de la peau.

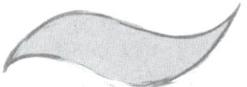

De manière sexuelle

Tout ce qui est sexuel excepté la pénétration par le sexe de l'homme – donc pas le coït. L'approche peut être plus sexuelle, même génitale, excitante, avec orgasme ou sans. Les jeux amoureux, sexuels et génitaux dans ce domaine sont infinis, la créativité du couple peut être extraordinaire. Nous pouvons nous masturber l'un l'autre, nous pouvons explorer, nous pouvons aimer avec nos doigts, nos bouches, notre corps entier, des sex-toys.

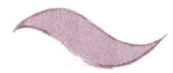

De manière sexuelle, avec pénétration

La pénétration. Enfin (?). Elle est importante, elle nous apporte monts et merveilles. Elle a sa place dans le paysage. À nous d'apprendre à lui donner sa place, et pas trop, ou pas toute la place. Et dans cette pénétration il y a deux directions, celle de l'excitation, bien connue, et celle de la relaxation, moins ou pas connue, dont nous avons fait le sujet de ce livre.

Quelques remarques sur le vécu des couples dans cette matière sexuelle qui manifeste leur lien et leur intimité, et qui s'étiole malheureusement souvent dans la durée. Un grand malheur, dans beaucoup de couples que je traite en thérapie, est que le temps de sensualité étant mal ou peu vécu, il entraîne une diminution des contacts charnels et sexuels. Lorsque la femme ne se sent pas rencontrée affectivement et sensuellement, elle peut avoir beaucoup de mal à envisager la sexualité ou à y «descendre naturellement». De plus, lorsque le peu d'affection ou de sensualité est rapidement détourné au profit d'une pénétration pressée par l'homme, la femme ne veut même plus être touchée ou approchée sensuellement. Car elle se dit: «De toute façon, je vais passer à la casserole», «Je lui donne un peu et après il pense que c'est un signe pour aller plus loin», «Il ne veut pas m'aimer, il a juste besoin de mon corps et d'éjaculer», etc. Alors le champ large des possibilités de rencontre se réduit considérablement. Le couple ne fait plus ou peu l'amour, mais en plus il perd la connivence sur tout le reste du spectre, c'est-à-dire qu'il perd l'affection et la sensualité. Le lieu de leur rencontre est devenu un désert aride où chaque petite pousse d'amour a de la peine à s'exprimer.

Dommage, car il pourrait y avoir beaucoup de satisfaction à pratiquer le spectre large du partage sensuel. Cela s'apprend, il peut gagner en valeur, il peut même être codé dans notre subconscient comme suffisant et satisfaisant. Le Dr Leleu, éminent sexologue français, racontait humblement dans une interview qu'après son opération de la prostate à l'âge de 75 ans, il ne pouvait guère avoir d'érection, mais développait beaucoup de satisfaction à rencontrer sa femme dans un registre large, sans pénétration.

Lorsqu'il y a une ouverture d'esprit à imaginer vivre un beau moment sexuel aussi sans pénétration, cela peut débrider toute une créativité.

Le coït, probablement par tous les articles qui sortent sur le sujet et bien sûr par le biais de la pornographie, est devenu une obsession qui, paradoxalement, limite le jeu amoureux.

Un exercice de guérison

J'aime proposer un exercice aux couples, qui consiste à passer une heure à masser le sexe de son conjoint, sans autre intention que de mieux connaître et mieux faire connaître ce lieu aimable. Le toucher génital direct peut être aussi une possibilité de mieux comprendre comment chacun fonctionne, ce qu'elle ou il aime. C'est aussi une autorisation de regarder avec bienveillance, parfois pour la première fois vraiment, de découvrir les finesses et l'anatomie singulière de son partenaire. On y découvre des recoins, des sensations nouvelles ou étonnantes, qui nous auraient échappé si nous étions trop rapidement passés à la pénétration. Rencontrer Yoni ou Vajra hors du contexte du désir sexuel ou de son «utilisation» coïtale, c'est cela qui me semble important. Avant l'exercice dans leur chambre, bien souvent les couples s'exclament: «Quoi, une heure?! Mais qu'est ce qu'on va faire?!». Comme s'il fallait penser à tout ce que l'on va faire! En réalité, c'est plus simple. Faisons confiance à nos mains, à notre curiosité et à l'amour qui guideront très habilement la découverte tactile et sensuelle, pas à pas. S'il y a de l'excitation sexuelle, même si ce n'est pas le but, tout va bien. Pas besoin d'arriver quelque part, ni à l'orgasme, mais s'il survient, tout va bien. S'il n'y a pas d'excitation, tout va bien aussi. En général, après cette heure, les couples sont étonnés de voir combien cela a passé vite, combien aussi ils ont pu découvrir des sensations fines, inhabituelles, imprévues.

C'est une forme de reconnaissance, de faire exister ces deux organes d'amour comme des entités en soi, des êtres vivants à part entière, de les sacraliser.

Pour les femmes, je propose qu'elles décident si elles dé-
sirent recevoir le massage de la zone externe de leur sexe
seulement ou également de l'intérieur du vagin? C'est déjà
tout un monde que de s'attarder sur le papillon de leur
vulve et leur entrejambe. Dans le monde, nous consacrons
bien une journée aux mères, à la nature, etc. Une heure
pour Yoni ou une heure pour Vajra dans une vie, ce n'est
pas grand-chose et, symboliquement, c'est énorme. Pour
certaines femmes, c'est une vraie guérison, une sensation
d'être vraiment aimées dans leur sexe, d'être reconnues et
choyées pour leur sexe, sans être utilisées. C'est souvent la
première fois que leur sexe est touché «gratuitement», sans
devoir quoi que ce soit en retour. Une manière d'honorer
le sacré de leur corps. Pour beaucoup d'hommes, c'est une
révélation que de vivre quelque chose de si agréable et satisfaisant sans être arrivés «jusqu'au bout!» Pour les deux
partenaires, c'est souvent une redécouverte touchante du
sexe si familier, mais au fond si peu connu de l'autre.

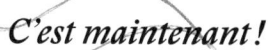

C'est maintenant!

Ici
Maintenant
Être là
En moi
Avec toi
Ouvert et attentif
Ne rien faire
Sans tension, sans intention, juste un peu d'attention
Et un sentiment agréable
Laisser faire
Faire sans but.

Se relaxer dans ce qui est, dans ce que je fais
Sans attentes, sans idée du résultat
Faire sans penser
Être entier dans ce que je fais
Sentir ce que je fais
Aimer ce que je sens
Ne rien faire encore et être présent
Être présent et ne rien en faire
Sentir le rien, le vide, l'ordinaire
Aimer le rien, le vide, l'ordinaire
Ne pas chercher à sentir quelque chose
Accueillir la sensation, quelle qu'elle soit
Sentir, entendre, toucher, goûter, humer,
ressentir un sentiment,
Se laisser traverser par l'émotion,
Être présent à ce qui se présente à notre attention
et le laisser partir...
Le laisser filer comme le sable entre les orteils
Tout ce qui monte doit redescendre
Aimer la descente, aimer la fin
Je ne connais pas la suite
Se laisser étonner
Toute bonne chose a une suite
Je n'ai pas à chercher à savoir
Tout cela aussi passera
Merci

Les lumières d'ambiance sont allumées. Le cadre est posé. Il y a un désir de se rencontrer et nous sommes d'accord de ne pas connaître tous les détails de l'affaire à l'avance ! Nous avons un temps pour descendre dans le corps, pour répondre aux besoins du moment et aller fouiner pour trouver les forces vives, les belles énergies endormies, les élans en veille, le silence et l'ouverture qui sont tapis au fond de notre être. Nous allons mettre les corps plus proches, les laisser jouer à cache-cache et à trouve-trouve.

Océane et Xavier

Océane et Xavier avaient marché l'après-midi le long des quais. Le lac était sombre et la légère brise des montagnes soulevait de petites vagues régulières à sa surface. L'heure était belle, le soleil était bas, la conversation se faisait plus rare. Ils buvaient un thé blanc du Darjeeling, à petites gorgées, ils étaient enfin dans un autre rythme et à une autre vitesse que ceux de la veille, quand tout le stress de la semaine les avait mis dans une sorte de camisole de tension, nécessaire mais peu agréable.

L'intimité était belle, le calme imprégnait leur appartement. Leurs enfants passaient la soirée et la nuit chez leur marraine, amie habitant à proximité et qui s'en occupait si bien. Il y avait l'idée de préparer le repas du soir, mais l'envie, là tout de suite, était de se rapprocher. Ils se mirent sur le canapé et eurent un moment d'étreinte, très douce, sans parler, sans faire d'effort, sans essayer de communiquer quoi que ce soit. L'amour était palpable et n'avait pas besoin d'être prouvé ou donné.

Après quelques longues minutes de silence, l'envie leur vint de se mettre sur leur grand lit surélevé, celui que Xavier avait construit dans un de ses moments de folie créative. Ils allumèrent leurs petites lampes en forme de montgolfières plantées sur le parquet, qui mariaient chaleureusement le jaune, l'orange et le carmin. Encore une étreinte, cette fois couchés, avec le poids d'Océane sur son homme, comme si elle avait

*trouvé la bonne plage, le bon sable, à plat ventre sur le pay-
sage familier de son corps. Il aimait sentir son poids sur lui,
il le prenait, l'utilisait pour se décontracter, se ramollir et
s'enfoncer dans le matelas, dans sa terre. Leurs respirations
se mêlaient et se démêlaient en alternance, avec des petits
mouvements spontanés des membres, des ondulations furtives, des sensations agréables de détente et de chaleur.*

*Dans la progression des choses, l'envie d'être nus suivit. En
se levant pour se déshabiller, Xavier sentit qu'il ferait mieux
d'aller soulager sa vessie. Il y alla et, flottant dans un état léger, il se planta devant le lavabo et urina. Un petit coup d'eau
froide pour faire les ablutions de son Vajra et il revint vers
sa bien-aimée, en se réjouissant de la retrouver. Guilleret,
il voulut sauter à plat ventre sur le lit et même sur Océane,
mais par son regard, elle lui donna l'indication claire qu'elle
ne voulait pas jouer avec lui à ce jeu-là.*

*Elle s'était mise sur le dos, les jambes ouvertes, les avant-
bras sur son ventre et sa poitrine et elle respirait calmement.
Un calme très profond qui saisit Xavier. Il s'accorda à elle et
vint se mettre à genoux entre ses jambes. Un long regard,
sans autre contact. Puis il s'approcha encore et mis une main
sur une cuisse et l'autre sur le bas-ventre soyeux de sa belle.
Ils avaient le temps, ils pouvaient prendre le temps, c'était
déjà beau comme ça. Dans son regard, il y avait de la tendresse, de la reconnaissance, et aussi un peu de malice, ce
qui fit rire Océane. Elle allongea le bras et prit une bouteille
de lubrifiant, leur préféré, celui à base d'huile de milleper-
tuis que leur concoctait leur gentil herboriste. Elle s'assit et,
avec le lubrifiant, elle massa très doucement, très lentement
le Vajra de Xavier. Il savait ce que cela voulait dire et il décida
d'aller avec le courant, avec la rivière. Ils allaient s'offrir du*

beau temps. Un début d'érection survint et il se rapprocha d'Océane qui s'était recouchée sur le dos et qui avait levé ses genoux pour offrir sa Yoni. Elle ferma les yeux pour bien sentir. Lui écarta ses genoux pour pouvoir avancer son sexe. Océane sentit un contact de Vajra à la lisière de Yoni. Elle respirait plus bas, plus profond et cette respiration l'aidait à descendre, à sentir, à pouvoir rejoindre son propre sexe et son homme, aussi. Le contact était très doux et très léger, Xavier commença à bouger Vajra comme un pinceau au ralenti, en long et en large sur l'entrejambe de sa bien-aimée. Comme il était bien huilé, Vajra glissait et caressait agréablement toute cette région. Puis Xavier pointa Vajra à l'entrée de Yoni. Il resta sans bouger et attendit. Océane sentit ce contact comme une petite électricité qui se réveillait par intermittence. Et, les lèvres hésitantes, Yoni semblait se réveiller et s'ouvrir, tran-quillement. Elle pouvait savourer cet accueil qui se faisait malgré elle, mais qui, sans elle, sans son attention, proba-blement serait passé inaperçu. Océane entendait le souffle de leurs deux respirations, lentes et profondes. Elle décida de garder les yeux fermés, c'était si bon et elle ne voulait pas être distraite. Elle remarqua que Vajra avait avancé et remplis-sait le vestibule de Yoni. Xavier se soumettait à la vitesse que lui autorisait Yoni. L'ouverture se faisait et il avait confiance d'être invité, d'être guidé. Peut-être cette pénétration prit-elle quelques minutes. Avec cette délicatesse, la rencontre était déjà forte et intense. Xavier eut le besoin de tenir avec ses mains le bassin d'Océane, puis de lui caresser les cuisses et le ventre, jusqu'au cœur. Comme pour diffuser l'intensité plus largement, pour donner de la place à ces sensations qui le bouleversaient intérieurement. Sentant qu'il remplissait en-fin la Yoni d'Océane, il se coucha tendrement sur elle. Avec joie, il sentit le contact généreux de leurs peaux, de leurs poi-trines, de leurs joues. Les souffles oscillaient entre des soupirs de lâcher-prise et des petits râles de plaisir et d'amour. Tellement de sensations à la fois, tellement de bonnes nouvelles en même temps! Pour les entendre, pour les sentir, pour les goûter, pour les toucher, mieux valait aller très lentement, ne rien précipiter, prendre le temps et accueillir tout ce qui était offert. Leurs corps, de l'extérieur, paraissaient presque immobiles, mais dans leurs respirations et à l'intérieur vibraient mille petits feux. Après quelques minutes, ils se mirent sur le côté, en ciseaux. Elle était encore sur le dos, lui était sur le côté, avec un genou passé entre ses jambes et reposant sur son ventre. Une position qui leur permettait de rester en pénétration, même avec les fluctuations de l'érection, et qui autorisait le contact du regard lorsqu'ils le désiraient. Ils passèrent peut-être une demi-heure dans cette position, se relaxant, bougeant très peu, dans un contact profond et serein. Leurs corps se rechargeaient mutuellement, se nourrissaient d'une énergie particulière et vitale. Une valse des atomes, une kermesse des molécules, une communion des cellules. Ils ne dormirent pas, mais avaient vécu un moment de relaxation et de partage particulier. Ils s'embrassèrent avant de se lever. Ils ressentaient l'amour et hésitèrent à en faire une phrase et à la dire, puis renoncèrent. Un sourire léger et ils étaient debout.

Après s'être habillés ils allèrent dans leur cuisine pour préparer un bon repas avec du tofu bien saignant et des nuggets de maïs bien croustillants. Ils n'avaient pas eu d'orgasme, ni l'un ni l'autre, mais tous deux étaient étonnés de constater combien ils se sentaient satisfaits sexuellement et amoureusement. Ils avaient réactualisé leur intimité, mis à jour leur amour, resynchronisé leur connexion, réaffirmé leur compagnonnage de vie. À cet instant, rien ne semblait manquer. Ce soir-là, ils connurent un sentiment de plénitude et de paix.

Ce qui vient d'être décrit dans ce petit moment de vie est au fond simple et naturel. Mais n'est pas toujours facile à atteindre. Dans mes séminaires pour couples, dans les consultations, je donne des consignes, des instructions, des directions, qui peuvent soutenir cette démarche de se relaxer dans la rencontre.

Ce qui suit est un ensemble de suggestions, de clés, de propositions concrètes pour vous faciliter l'exploration dans le ralentissement, dans le laisser faire l'amour.

Ces consignes viennent de l'inspiration d'êtres éclairés que je cite à la fin du livre. Diana Richardson, Turyia de Hannover et Rafia Morgan, enseignants d'une immense qualité, animent des séminaires auxquels j'ai participé et qui m'ont aussi montré un bout de ce chemin. Elles viennent enfin de l'expérience d'avoir accompagné des centaines de personnes sur ce chemin de relaxation dans l'amour. Qu'est-ce qui va vous aider, vous soutenir pour faire ce chemin le plus facilement possible, de manière ludique, en vous mettant à l'aise, en vous permettant de vous approprier des expériences fondatrices?

Ces consignes sont libres et à aménager. Vous pouvez les adapter, les conjuguer, les transformer. En ce qui me concerne, vous êtes absolument libres d'y désobéir, avec le risque que vous retrouviez vos sentiers battus. Lorsque vous vous les approprierez, elles seront plus efficaces pour vous. Néanmoins, j'aimerais attirer votre attention sur le fait que quelques-unes de ces consignes apparaissent d'abords comme limitantes, contraignantes.

Pour sortir de nos automatismes, il est nécessaire de **dépouiller, soustraire, épurer...**

Étonnant au début, mais très utile pour vous faire changer de monde, vous faire découvrir autre chose.

Lâcher ce que vous connaissez, ce que vous contrôlez, vous met en position moins forte, mais a la vertu de permettre justement du nouveau.

Cela peut donc créer un trouble, un inconfort passager. Je vous recommande de supporter cette phase qui est le seuil et le passage pour découvrir autre chose.

Il est utile de décider d'une période d'expérimentation. Par exemple, pour commencer, un mois ou sept rencontres amoureuses... En somme, un temps protégé où l'on a décidé que ce sera différent. Lorsque j'anime un séminaire, il dure trois jours et demi, et je suggère aux couples six à sept rencontres organisées dans leur chambre. Cela aide certains de savoir que c'est limité dans le temps. Nous nous engageons toujours plus facilement pour une période donnée, si possible pas trop longue, quitte à renouveler l'engagement. C'est à négocier entre vous.

Cette proposition à durée limitée, du moment qu'elle est acceptée de manière intelligente et profonde, nous engage et a valeur de contrat. Du coup, elle sécurise le processus d'exploration. La valeur des contraintes, on le sait dans l'éducation des enfants, est de susciter une créativité de réponse, de contournement ou de dépassement, elle donne une vitalité et une motivation souvent exemplaires. Il n'y a donc jamais mort d'homme. Il n'y a guère que mort d'ego et, même si ce n'est a priori pas rigolo, c'est une des meilleures choses qui puisse nous arriver.

Le mental, chez certains, risque de se rebeller et de crier «Mais c'est absurde, pourquoi se priver de quelque chose de bon?» Un peu d'humour aidera. Sortir de toute addiction apporte son lot de résistances et d'arguments implacables pour y rester. Cela peut aussi être blessant ou démotivant pour notre partenaire, qui est engagé(e) avec son cœur, de devoir entendre et subir nos résistances sonores ou non verbales.

Ce que nous croyons perdre dans cette démarche est en général largement compensé par les diamants que nous y trouvons.

Et nous retrouverons nos routines avec bonheur après cette période choisie.

Ces consignes agissent comme des contraintes libératrices, elles nous obligent à aller voir ailleurs que dans nos sentiers battus, à expérimenter autre chose, elles nous libèrent de nos routines.

En voici quelques-unes.

Les consignes libératrices :

Pas d'éjaculation pour les hommes, pas de travail pour arriver à l'orgasme pour les femmes

Cela veut dire, pour les hommes, qu'ils ont la liberté de jouir de tout ce qui est possible et délicieux dans l'acte d'amour et qui survient avant l'éjaculation – donc tout un monde vaste et étonnant qui a autant de valeur, sinon plus. Comme, par exemple, les gestes d'intimité, la qualité du contact et l'expression de l'amour, les sensations et les intensités diverses, parfois orgastiques ! Si l'éjaculation survenait, ça n'a rien de grave, mais c'est juste dommage et peut-être délicat pour votre partenaire, surtout dans cette nouvelle expérimentation que vous avez choisie ensemble : vous passez alors à côté d'un autre monde et vous êtes revenu dans le connu.

Pour les femmes, cela veut dire qu'elles sont invitées à ne pas rechercher l'orgasme, ni à faire d'effort pour y arriver, à nouveau le temps de cette expérimentation. S'il survient spontanément, alléluia ! Cela veut donc dire aussi que les hommes oublient ce besoin parfois suspect que leur femme jouisse à tout prix. En effet, pour certains hommes, il est rassurant et valorisant qu'elles le fassent et cet enjeu, paradoxalement, peut mettre une pression ou générer de la lassitude chez leur partenaire. Pas d'effort pour un orgasme donc, mais bienvenue aux états et aux sensations orgasmiques.

Ralentir

Dans les zones urbaines, nous avons la chance d'expérimenter le trente kilomètres à l'heure dans certaines rues. Quelle frustration lorsque nous devons arriver quelque part, mais quelle chance aussi de prendre le temps, d'avoir le temps de voir les jardins et de sortir de ce rythme mental accéléré.

À se demander si nous ne courons pas pour surtout ne pas être trop bouleversés...

Moins, c'est plus. En amour, lorsque nous allons moins vite, nous bougeons moins rapidement, nous prenons le temps de ressentir les bonnes choses, nous sentons l'élan de l'animal en nous qui piaffe et qui fait monter le désir. Les corps sont au ralenti et l'attention augmente. Je vous propose une pénétration du vagin en trois à cinq minutes – une entrée millimètre par millimètre – ou, encore mieux, au rythme du vagin, pour ceux qui peuvent écouter et sentir jusque-là. Ralentir, cela veut dire mouvoir notre bassin comme si nous étions immergés dans du miel chaud. Ralentir comme dans un film où les mouvements sont dans cette esthétique d'un autre espace-temps, surnaturel et exposant tellement l'intime de chaque détail et de chaque seconde. Gestes et mouvements au ralenti.

Sentir

Ne pas penser au corps, mais le sentir.

Penser à son sexe égale se rappeler le souvenir et l'image de son sexe. Sentir implique d'accueillir la sensation – maintenant –, avec le risque de ne pas sentir grand-chose. Ne rien sentir, sentir rien, c'est sentir. Parfois nous avons de la peine ou peu d'expérience à ressentir les choses présentes, nous ne sentons rien, ou rien d'extraordinaire, ce qui est un problème pour notre mental. C'est lui qui se dit que cela devrait ressembler à autre chose, ou à mieux, à plus fort, ou à comme la fois passée, etc.

Fantasmer peut donner une énergie, voir et penser aux fesses de sa bien-aimée attise un désir, mais en abuser, c'est une manière d'être tout seul, de quitter ou d'abandonner sa bien-aimée, de partir dans un imaginaire, certes excitant mais déconnecté. C'est exactement cela que nous nous offrons souvent dans la masturbation, par exemple. Sentir est différent, cela nous ancre dans le moment présent et nous engage dans la relation à soi, et dans sa suite, à l'autre.

Lorsque nous prenons cet engagement de sentir plus et de penser moins, notre attention s'affine et cela devient plus facile.

Les circuits deviennent chauds, les sensations deviennent plus prégnantes, plus définies, plus libres et débordantes.

Sentir, c'est comme dire «oui» au corps.

Cela soutient et permet l'émergence de plein de sensations et de matières vivantes. Ne pas sentir, c'est comme mettre une chape sur les pousses de notre jardin.

Sentir, c'est encore lâcher l'idée ou la vision de l'autre pour plonger à l'intérieur et entrer en contact avec tout ce que l'autre touche en nous.

La rencontre n'en est que plus forte.

Permettre l'immobilité et s'y ouvrir

Jouer et flirter avec l'immobilité dans la pénétration... C'est un endroit où être, où atterrir, où se relaxer. C'est comme un camp de base. C'est la source. Avec ou sans érection. Du silence et du rien, cela nous permet de discerner les sensations et de soutenir les mouvements qui naissent, presque imperceptibles. Le temps d'immobilité s'articule très bien avec un temps de mouvements lents. Parfois il nous amène dans un sommeil passager, tout va bien. L'immobilité se suffit à elle-même et est un lieu où se lover. Prenons le risque.

Être présent

En fait, nous restons dans le même sujet. Ne pas éjaculer, ralentir, sentir, jouer avec l'immobilité sont toutes des propositions qui vont nous aider à être présent. Ce qui va suivre également.

Être présent signifie mettre son attention dans ce qui se passe à l'instant.

C'est le pouvoir et la chance d'être dans le moment présent. Être dans le moment présent nous donne du pouvoir et une chance de vivre ce qui est là, donc ce que nous avons à vivre. C'est une mise en lien, implacable. Dans la rencontre intime, cela est approprié. Nous ne pouvons réellement exister et nous aimer qu'ici et maintenant. Nous ne pouvons pas vivre et faire l'amour avec notre bien-aimé ailleurs que dans le moment présent.

Être perceptif par nos sens, accueillir la sensation, être l'observateur intérieur, le témoin tranquille de ce qui est. Tellement de maîtres, d'approches, de chemins, de techniques tentent de nous aider à nous relaxer et à nous réveiller dans une simple présence. Cela est simple, mais pour nous, c'est en fait très difficile à cultiver, à intégrer. L'amour sexuel peut nous y aider. C'est un des meilleurs moments où apprendre à être présent !

Comment donc développer une qualité de présence dans l'amour ? Certaines choses vont nous y aider :

Se regarder dans les yeux

Pour un temps, avec douceur et sans intention, rétablir le contact du regard. En effet, les yeux fermés peuvent nous aider à plonger dans la sensation, mais parfois aussi à partir dans des états ou dans des espaces mentaux.

Ouvrir les yeux et se regarder nous aide à revenir, à être en face, à se relier.

Sans tensions, en relaxant les yeux, sans rien à donner, ni rien à recevoir, nous pouvons simplement établir un contact du regard pour une certaine durée, même si cela nous trouble ou nous expose. Le trouble est un message d'amour, souvent, que notre bien-aimé peut apprécier. Souvent c'est un moment vulnérabilisant et une chance de retrouver un contact profond et vrai.

Respirer ensemble

Ouvrir la bouche pour permettre à la respiration d'être plus libre, plus ample et pour que mon partenaire puisse me percevoir. Puis respirer pour un temps avec l'autre, à l'unisson.

Pour préparer les couples, je propose un exercice qui consiste à s'épouser dans la respiration; je l'appelle «le voyage de respiration». En face à face, debout ou assis l'un à côté de l'autre, pour que la bouche de l'un soit proche de l'oreille de l'autre, que les corps soient libres de bouger et de se balancer dans le vent. Le premier respire par la bouche et voyage dans la respiration, il va en faire varier l'intensité, tantôt plus fortement, tantôt plus doucement, ou en faire varier le rythme, tantôt plus rapidement, tantôt plus lentement. Il crée un souffle fluide et souple que son partenaire va suivre. Ce dernier va épouser le courant avec sa propre respiration, en ayant confiance qu'il ou elle peut en faire quelque chose de bon. Paradoxalement, c'est une libération que de suivre l'autre, on est libéré de soi-même! Rapidement, la pensée devient inutile, la résistance, si elle était présente, peut s'estomper. Et nous sommes plongés dans nos souffles, occupés par cette implication étonnante qui nous fait partir dans un voyage intérieur. C'est une manière de sortir des pensées, de revenir au corps et à la relation.

Grâce à la présence et au souffle de l'autre, je reviens dans mon souffle et dans ma présence.

Cet outil nous est utile dans la rencontre et il est à utiliser chaque fois que je m'absente trop loin.

Nommer

Dire avec le moins de mots possibles ce qui se passe peut nous aider à revenir à nous. Paradoxalement, si j'énonce à haute voix, «Ah! J'étais absent», à la même seconde, je suis présent. Je peux être présent à mes absences, à ce que je sens, à ce que j'entends, à ce que je vois, etc.

Nommer n'est pas expliquer, se perdre dans des descriptions, se justifier.

Il n'y a pas de considérations mentales, de jugements positif ou négatifs. Je nomme ce qui est de mon monde intérieur et éventuellement du monde présent autour de moi. C'est déjà énorme et cela me fait revenir dans le présent. Cela peut ressembler à: «Je sens mon bas-ventre, il a des palpitations très douces», «je viens de partir dans des pensées», «je te regarde et je me sens plein d'amour», «ça me gratte au talon gauche et... je laisse passer», «je sens dans mon pénis quelque chose d'électrique, très agréable», etc.

Laisser le corps faire le mouvement, donner la direction Mentalement nous pouvons imaginer bouger ou décider de bouger et nous le faisons.

Nous avons aussi la possibilité de laisser le corps décider tout seul, sans nous, et nous pouvons le suivre, nous laisser surprendre, nous laisser emmener par lui.

On peut appeler cela un mouvement organique, qui part du centre, naturel. Dans l'amour, nous pouvons laisser notre bassin bouger à son rythme, laisser notre corps bouger en fonction de son besoin de se décontracter, de diffuser une douleur, d'accentuer un plaisir, de se fermer ou de s'ouvrir comme la respiration. Obéir au corps, c'est être ancré dans la réalité et les aspirations du corps.

Le jeu du yin-yang

Dans le flot naturel des choses, dans un équilibre fluide, une bonne distribution des rôles yin et yang est en général présente et mute tout le temps, bascule d'un côté et de l'autre, parfois même rapidement.

Je te prends et tu te laisses ravir, tu m'emmènes dans une direction et je te suis, je t'emmène dans un rythme et tu me renforces, tu prends la relève et je me laisse faire, je t'inspire et tu m'accompagnes.

Il est aussi possible que l'un prenne les rênes durant un moment prolongé et que l'autre se laisse aller à suivre sereinement. Notre attention et notre qualité de présence augmentent lorsque nous ne sommes pas dans l'action mécanique ou dans un projet mental, mais que nous sommes au contraire dans la créativité et l'inconnu d'une rencontre yin-yang. Cela peut aiguiser notre attention et nous rendre présents. Cela voudra dire que dans la rencontre amoureuse, à un moment donné, l'un donne le ton, la manière et la direction et l'autre se rend et se plie avec connivence au jeu.

La prise amoureuse - une position de l'amour relaxé

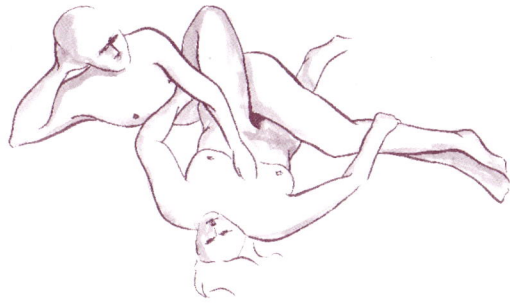

Si nous explorons le ralentissement et l'immobilité, cela nous sera utile de trouver une position confortable, une manière de se relier génitalement dans laquelle chacun-chacune aura sa place, sera confortable et pourra se relaxer pendant un certain temps. Certaines positions peuvent nous aider, comme en particulier la position des ciseaux:

la femme est sur le dos, elle relève le genou qui est proche de son homme ; lui se met sur le côté et passe son genou supérieur sous le genou de sa femme, entre ses jambes, pour venir le reposer sur son ventre. La femme peut prendre ce genou et bien le caler sur elle, elle peut même parfois tirer le genou vers le haut pour mieux sentir la pénétration.

En expérimentant cette approche, nous pouvons sentir que les organes génitaux se rencontrent bien, que les corps peuvent se laisser aller assez naturellement. Les deux partenaires peuvent se regarder et encore bouger librement. Des coussins pour soutenir les têtes peuvent aider. Selon mon expérience et celles que font les couples dans les séminaires, cette position semble être la meilleure pour garder le contact des organes génitaux, même si l'érection n'est plus présente. Mais toutes celles que vous trouverez et qui vous conviendront feront l'affaire, même si c'est momentané. Elles doivent vous permettre de sortir de l'effort et de faciliter le contact relaxé.

Se laisser faire dans l'amour

Sven et Valérie

Sven était à moitié nu, couché sur le lit, fatigué, mais surtout dépité. Sa journée au travail avait été une journée de calvaire et, en rentrant, il avait fait quatre magasins et n'avait pas trouvé le pull marine qu'il se réjouissait d'acheter, un plaisir qui lui aurait fait le plus grand bien. Il n'était pas fermé, mais il avait donné. La batterie était à zéro et il n'avait aucune intention de bouger de là. Il quittait ce monde cruel et allait s'offrir une vraie dose de flemme et de fainéantise. Que le monde se débrouille sans lui, il avait débranché toutes ses connections.

Valérie, elle, avait passé une belle journée à son nouveau travail, elle avait bu un thé vert avec Églantine, sa nouvelle amie de la danse, et elle flottait dans une douce légèreté. Cette belle soirée d'été l'inspirait. En fait, elle s'était réjouie de la passer avec Sven. Mais après leur dîner, avec la tête qu'il tirait, sa première réaction fut de se mettre sur ses gardes, tout en évitant de justesse de le lui reprocher. Ils en étaient à l'heure de se coucher quand elle se rappela qu'en fait elle était joyeuse et qu'elle n'avait pas besoin de cacher sa joie pour être solidaire de la misère de son compagnon. Elle lui donna l'espace et le droit d'être maussade et elle s'accorda carte blanche pour pétiller dans sa légèreté. Chacun son truc après tout! Joueuse, elle approcha Sven allongé, qui, à ce moment, avait couvert son visage de son slip, comme pour disparaître et bouder tranquille, à la manière des autruches. Elle le toucha comme pour lui dire: «Je suis là, es-tu un peu là pour moi?» Sa seule réponse, provocatrice d'ailleurs, fut: «Parle à mon cul, ma tête est malade.» Et il retrouva son mutisme. Elle ne s'en démonta pas, le titilla encore un peu, mais s'aperçut tout de suite que ce n'était pas la bonne voie et qu'il n'allait pas revenir comme ça, pour elle. Néanmoins, son désir était encore bien vivant et elle avait déjà bien assez donné dans la «soumission à la bouderie de l'autre». Elle n'abandonnait plus trop tôt, elle allait s'offrir une autre chance. Alors elle décida de prendre à la lettre sa réplique et elle s'occupa, humblement et avec une infinie délicatesse, d'établir un contact avec les jolies fesses de Sven et en particulier avec ses hanches, son ventre, son sexe – tant pis pour lui! Elle le caressa avec moult détours et très très lentement. Elle aimait ce corps qu'elle connaissait si bien. Elle était une adoratrice sereine de sa peau. Elle avait tout le temps et elle décida de ne pas savoir où cela les mènerait et de ne rien espérer. Sven, caché derrière son masque de ras-le-bol, avait hésité à la repousser puis s'était dit : «je n'ai rien à donner, je ne bouge pas ; pour une fois, je ne dois rien à personne, elle se débrouille toute seule». Et il se laissa faire. Il sentait des petites choses agréables, sur ses cuisses, sur ses bourses et son ventre, le long de son pénis. Comme si ce toucher sans intention l'autorisait à ne pas devoir produire une réponse. Elle n'attendait rien de lui, il ne devait pas bander, il ne devait pas montrer qu'il était content, il n'avait pas à essayer de recevoir ou à rendre. C'était une histoire entre son corps et Valérie, sans aucune interférence de sa volonté et libre de ce qu'il pouvait en penser. Il oscillait entre des pensées sur sa journée de calvaire et une observation de scientifique (qu'il était) de ce qui se passait sur sa peau, dans sa peau. Valérie allumait de petites sensations agréables, surprenantes et furtives dans la zone du bassin et les cuisses. Sven commençait à apprécier de jouer le mort et, en fait, à l'intérieur, il commençait aussi à se sentir très vivant. Son attention était constamment attirée dans son corps, les pensées négatives se faisaient plus rares et, néanmoins, il décida de rester dans ce «no-mind's land»[8] tant les sensations devenaient bonnes et captivantes. Valérie s'était bien installée, à demi couchée le long du corps de Sven, et se régalait de converser avec le corps de celui qu'elle aimait avec autant de liberté . Elle avait un immense plaisir à le toucher comme cela lui chantait. Elle ressentait des sentiments agréables d'amour et de connivence, et son propre bassin basculait au rythme de sa musique intérieure. Un quart d'heure au moins plus tard, Vajra avait augmenté de volume et avait de petits mouvements de réveil, respirait à sa manière et se gonflait joyeusement. Dans ce jeu lent et serein,

---

8   En anglais: zone de non-pensée, jeu de mot avec l'expression «no man's land».

Valérie eut envie d'enlever sa culotte qui lui semblait devenir trop étroite. Yoni était aussi en phase de réveil : une perle de liqueur de désir avait suinté entre les lèvres et elle put la sentir lorsqu'elle mit sa main entre ses jambes pour s'approprier cette douce et tiède présence. Elle décida de changer de position et se mit à califourchon au-dessus de Sven. Alors, comme une cow-girl dansant sur son étalon dans le soleil couchant, elle commença à galoper au ralenti, ses bras gesticulant dans l'air, avec un roulement de son bassin et un effleurement par hasard et occasionnel de sa Yoni et de ses cuisses sur Vajra en turgescence...

C'était vraiment comme dans un film, c'est-à-dire que le ralenti était vraiment animé avec beaucoup d'élégance et d'agilité, et Valérie avait l'air d'y trouver un plaisir particulier. Sven ne voyait pas ce beau spectacle, mais entendait son souffle, sentait toute cette vie, là, en bas, et, en même temps, il était un spectateur aux premières loges, mais avec un agréable recul. Il était très intrigué et heureux d'avoir été invité à sortir de son marasme. Il avait décidé néanmoins de garder son attitude de «je ne suis pas là» et cela avait l'air d'arranger tout le monde ! Valérie glissa le Vajra dans l'entrée de Yoni et donna quelques mouvements de danse couvrant toute sa vulve. À ce moment, Sven eut une hésitation de bouger et monter son bassin – cela devenait très excitant – et de pénétrer fortement Valérie, comme il en avait l'habitude. Et non, il ne fit rien, obéissant à son contrat du «je ne fais rien». Mal lui en prit, sentir quelque chose d'aussi bon, ne pas bouger, ne rien en faire, cela lui provoqua des secousses dans la poitrine, cela commençait à le bouleverser, à le dépasser – cela devenait trop fort, trop intense ! Ne rien faire voulait dire aussi ne rien contrôler. Ouille, cela devenait ardu, mais tellement savoureux qu'il garda son cap et ne fit rien. Il aurait été facile de laisser son bassin bouger, son sexe aller chercher la sensation, provoquer et «faire» la sensation. Au contraire, il s'y ouvrait de manière vierge, de manière innocente, il ne pouvait pas prévoir et induire quelque chose qui lui aurait fait du bien, une sensation de connu ou quelque chose qui avait bien marché dans le passé. En fait, cela le vulnérabilisait. D'autres soubresauts dans sa poitrine se firent sentir. Il se sentait touché par les sensations qui s'intensifiaient et qui résonnaient dans un espace de silence et de réceptivité sacrée, comme lorsque nous entrons dans une cathédrale et que très naturellement, nous nous tenons silencieux et cessons toute activité. Il se sentait recevoir Valérie et être pénétré par son amour et, maintenant, il désirait ne pas en perdre la moindre bribe. Son slip se soulevait à chaque expiration et, d'un souffle plus fort, il le fit virevolter sur le côté. Il put voir sa bien-aimée, les yeux fermés comme en prière, totalement présente à ses mouvements et à ses sensations. Quelle beauté! Un immense sentiment d'amour et de gratitude le traversa et... il ne fit rien. Juste une perle coula de ses yeux.

Laisser faire – histoires vécues

Si, dans ce livre, j'aimerais mettre en valeur la lenteur, le non-faire, le laisser-faire, ce serait difficile de vous en montrer la photo. Je choisis donc de vous raconter des histoires, toutes sortes d'histoires agréables, désagréables, personnelles ou observées dans le grand monde. Dans ce qui suit, il y en aura une ribambelle. Certaines concernent les aspects variés d'une vie ordinaire dans le quotidien, montrant ainsi combien cette expérience est universelle, d'autres concernent la sexualité amoureuse qui est notre sujet. Elles sont autant de taches de couleur qui vont constituer un tableau impressionniste. Si elles peuvent vous donner le goût, la sensation et surtout la mémoire de moments analogues de votre précieuse vie, alors elles seront utiles. Si vous avez eu la compétence de vivre une expérience de laisser faire dans le domaine par exemple de l'éducation de vos enfants, alors il vous sera plus facile de tenter de transposer cette compétence dans le domaine de la sexualité.

Pendant l'écriture de ce livre, beaucoup d'expériences passées sur ce sujet ont ressurgi dans ma mémoire. J'ai un attachement particulier pour ces moments initiatiques de ma vie qui m'ont laissé une marque profonde. Je les ai toujours vécus comme une révélation, comme une grâce. Je cherche à vivre ce genre d'expérience depuis la nuit des temps. Je suis heureux d'en partager quelques-unes avec vous.

Les histoires qui suivent sont toutes des illustrations de l'approche qui est le sujet de ce livre. Qualifiées de yin, elles ont les qualités de l'accueil, d'une présence tranquille et non interférente, d'une confiance dans ce qui peut se vivre. Expériences de la puissance du principe féminin. Petits coups de génie du non-faire ou du laisser-faire...

Laisser faire la terre

À l'origine, les sages anciens avaient l'intelligence de respecter et de choyer notre terre. La jachère est un joli mot qui se dit de l'état d'une terre labourée qui n'a pas été ensemencée, afin de la laisser reposer et se régénérer.

Laisser faire le silence

Lors d'une conférence sur le sujet de «Laisser faire l'amour», donnée dans ma région, après avoir été présenté par l'organisatrice, je dis bonjour, puis... je regarde le public pendant une minute, tranquillement, sans rien exprimer, c'est-à-dire sans rien faire, sans me précipiter, sans remplir ce vide, en accueillant ce qui est là, en contact avec moi, en contact avec le public. Une minute, c'est suffisamment long pour que les gens présents réalisent que je ne parle pas non parce que je ne sais pas quoi dire, mais parce que je suis en train de leur proposer autre chose. Pour bien vivre la tension de ce moment, j'ai décidé de sentir mon corps, simplement, et de me relaxer dans ce qui se passe pour moi, alors que je crée ce moment surprenant et, pour certains, assez inconfortable. Puis je poursuis en parlant de moi quelques instants, en guise de présentation. Un quart d'heure plus tard, je reviens sur cette première minute, pour illustrer mon propos. Il est clair que cet instant a créé en moi et en mes interlocuteurs une certaine intensité, presque une intimité. D'où la gêne de certaines personnes, mais aussi les feedbacks positifs d'autres qui, à la fin de ma conférence, sont venues me remercier et me dire qu'elles avaient admiré ce coup de force (sic!), qu'elles n'avaient jamais vu ça, qu'elles sentaient que cela pouvait leur être utile dans leur pratique, etc.

Le lendemain, j'ai une autre conférence dans une autre ville et je décide de le faire un peu autrement: je demande à une femme à lunettes du premier rang si elle me permet de lui serrer la main trois fois. Elle me donne son accord. La première fois, je lui serre la main en lui parlant: «Bonjour, comment ça va?» Mon regard est participatif et occupé à la mettre à l'aise, cordialement. Deuxième expérience: je lui prends la main, lui dis bonjour, puis je ferme les yeux et je me relaxe à l'intérieur, je sens ma main et le contact avec la sienne, je détends mes doigts, qui se relâchent et qui donc serrent moins les siens. J'ai même le temps de trouver cela agréable, puis je rouvre les yeux et je lui dis merci. La troisième fois, je lui dis bonjour, lui serre la main, puis la regarde dans les yeux sans rien dire pendant un moment plus long que «normal», puis je la remercie et je la quitte.

J'ai d'abord demandé au public de réagir à chaud. Les remarques ont fusé. À nouveau, certains ont vraiment été gênés, surtout pour la deuxième poignée de main. «C'est complètement égocentrique de votre part, c'est perturbant et pas respectueux envers la femme...» Puis j'ai demandé à la femme qui avait joué le jeu avec moi. Elle a dit qu'elle avait été très touchée et avait préféré la deuxième rencontre. Alors j'ai plaisanté: «mais je n'ai rien fait, comment c'est possible?» Lorsque nous débattions sur le sujet, je sentais encore ma main, j'avais été touché, marqué par ce contact de qualité. En fait, elle me dit qu'elle avait eu le réflexe de fermer ses yeux aussi, ce qui du coup l'avait rendue présente et, donc, encore plus dans le contact. Beau moment gratuit et sans suite, mais qui avait donné une image et surtout une sensation de la puissance de cette présence, sans rien faire.

Se laisser recevoir

Recevoir est aussi une activité à plein temps. Elle peut demander beaucoup de notre attention. L'art de recevoir est un long et passionnant apprentissage. Dans ma pratique, j'ai vu des hommes et des femmes qui se sentaient handicapés au niveau de la réceptivité, encombrés de barrières et de résistances, de peurs réflexes et de contrôle qui les empêchent de se laisser recevoir.

Je propose un exercice pour les couples, qui les met en situation d'approche. Debout, l'un a le rôle réceptif, il accueille, le second vient et s'approche comme il le sent, à sa vitesse, à sa manière, dans la progression qu'il ou elle choisit. La situation n'est pas facile, un peu artificielle, mais très révélatrice.

En général, la première fois, il y a «spontanément», ou plutôt automatiquement, de la précipitation avec insatisfaction et même blocage. Puis, avec de la conscience, je suggère une piste, une alternative, ou alors la personne réalise qu'elle aimerait tenter une autre approche, ou encore c'est le second qui en demande une autre. Un exemple révélateur: lorsque j'observe la personne qui est dans le rôle accueillant – homme ou femme, c'est égal –, ce qui se passe dans son corps est très instructif: elle tente de recevoir son conjoint, mais lorsqu'il s'approche, son corps se fige, elle bloque sa respiration, contracte son corps sur le devant, se gèle en quelque sorte. Elle a le regard fixe et défensif, toute son attention est portée devant elle, à l'extérieur, et donc elle s'oublie, elle est en apnée. Elle est mobilisée comme si elle était en état de siège. Et lorsqu'elle est touchée ou qu'il y a un début d'étreinte, elle va lui dire rapidement: «Tu m'étouffes! Tu m'envahis!» Le pauvre conjoint vient avec une douceur, une sensibilité, avec tendresse ou même avec amour, mais il n'a aucune chance d'être reçu par son partenaire. Ce dernier en est incapable. Il est évident que ce n'est pas celui qui approche qui l'envahit ou qui l'étouffe. Il s'en charge très bien tout seul. Il s'étouffe littéralement dans son mouvement défensif. Il encombre son espace intérieur avec de la tension, des pensées de refus ou de résistance, des contractions musculaires, et donc un ralentissement ou une interruption de sa respiration. La sensation de manquer d'air et d'espace se comprend aisément. Cette personne ne reçoit donc pas.

Recevoir veut dire d'abord me relaxer en moi alors que mon partenaire m'approche. Au début, cela sera peut-être un travail ardu de rester en moi-même, respirer le mieux que je peux, me détendre, me faire confiance, laisser faire le contact et tenter de le sentir et de le respirer, de me laisser l'absorber le mieux que je peux. Rester «respirant» et sentir mon corps sera la base sur laquelle je pourrai bâtir plus de confiance.

Massage à deux cœurs et quatre mains

Un vendredi soir du mois de mars, mes tendres amis Anne et Daniel m'ont invité dans leur tanière, devant un feu de bois, et m'ont offert pour mon anniversaire un massage cachmirien à quatre mains. Beau couple, qui pratique cette technique de toucher sensuel, créée et enseignée par le bien-aimé Daniel Odier (auteur français connu). Me sentant en confiance, je ferme les yeux et «arrive» dans le massage et en moi-même avec bonheur. Eux aiment conjuguer leurs mains et leurs énergies, nous partons donc tous les trois dans l'instant, dans une créativité et une innocence qui sécurisent ce qui se passe, qui nous libèrent des attentes et qui nous mettent à l'aise. Je me sens bien, donc je peux quitter la périphérie de mon corps, je la leur «donne» et, moi, je plonge pour aller sentir ce qui se passe sous ma peau et vers les profondeurs des zones contactées. Lorsque leurs mains me touchent, je ne suis donc pas avec leurs mains, je suis avec ma peau ou dessous, en train de prendre ce que je sens, de respirer dedans, de me relaxer encore un peu pour laisser s'ouvrir de l'espace, pour que ces sensations puissent résonner, vibrer dans plus d'espace, que je sois habité, rempli, dépassé, bouleversé par leur contact généreux. Je me laisse pénétrer et m'approprie toutes les bonnes choses possibles. Je mange, bois et respire ce qui m'est donné. Je sens et je prends les sensations pour en faire une fête. Ma respiration devient plus ample, ma bouche est ouverte et des sons émergent de ma gorge, de mon ventre, de mes sensations. Comme elles sont bonnes, ça ressemble à des mmmh..., des aaah...., des ouuuhouuu... des soupirs de lâcher-prise, des gémissements de plaisir. Je donne une permission royale à ce que tout cela existe en moi et m'occupe, me submerge. Je laisse s'épanouir les volutes d'effleurement, les brises de caresses, les pressions rassurantes sur ma peau, qui se transforment alors en glace qui fond et qui se met à couler, en masses froides qui se réchauffent, en poches et réservoirs de tensions qui libèrent enfin cette belle énergie qui ne demande qu'à circuler, qui redevient enfin disponible en filets de chaleur, en pétillements disparates, en micro-ruissellements entre mes muscles, en fissures libératrices, en élongations apaisantes. Rien en moi n'est organisé pour surveiller, superviser, contrôler ce qui se passe – en moi ou à l'extérieur –, ce qu'ils font ou ce qu'ils devraient faire ; aucune attention portée à me défendre ou à me préserver, à ne pas être déçu ou à ne pas me faire blesser. Ouvert et vulnérable, je suis en lien et ancré dans les sensations de mon corps, ce qui a pour conséquence le ralentissement de mon mental, la diminution des pensées vagabondes et, particulièrement dans cet instant béni, insignifiantes. Elles ne me seraient d'ailleurs pas utiles ou ne seraient qu'une distraction néfaste.

Ce fut un massage d'une rare qualité, par leurs talents, ensuite par cet accueil et cette présence que j'ai su me donner.

Laisser faire les vagues de Corse

En vacances, sur une plage sauvage et retirée du sud de la Corse, j'étais avec ma bien-aimée et, dans la belle lumière de la fin d'après-midi, je décidai d'aller me marier avec les vagues. Comme je suis un poisson de signe astrologique et un poisson dans l'eau, rien n'est plus naturel pour moi que d'aller m'immerger, surtout si l'eau n'est pas trop froide. Tout nu et dans l'abandon, je laissais mon corps être ballotté, voire bousculé, par chaque vague, sans chercher à m'orienter ni à respirer, ni à esquiver la force du roulis. Comme un bout de bois, je me laissais emporter, submerger, entortiller par les remous, parfois entièrement retourner au point de ne plus trop savoir où j'étais. Avec une confiance implacable, je me disais qu'il y aurait un moment où me serait offerte une occasion de respirer, et je me laissais emporter par le délice du «ne rien faire», dans les délices de me laisser faire et de me laisser aller. La mer allait prendre soin de moi! Dans cette relaxation profonde, je ne ressentais pas trop le besoin de respirer d'ailleurs. Et mon corps ne présentant aucun angle dur ou rigide ne souffrait pas de cette bousculade marine, de cette caresse enveloppante. Que du bonheur!

Laisser faire la lenteur

En thérapie de couple, Lorenzo raconte devant sa femme des moments précieux de leur sexualité. «Des moments où j'allais lentement, où je te regardais dans les yeux; des moments où d'ailleurs je n'ai pas eu d'orgasme. Ce n'était pas très excitant ou sauvage comme d'autres fois, mais c'était très fort. Une immense intimité était présente. Ce sont des moments dont je me rappelle encore mieux que d'autres plus «sexe», plus torrides. J'étais profondément touché. Et ça, ça me marque. J'ai absolument besoin de ces moments plus virils et où la sexualité est plus «hard», plus débridée. Mais je sens que parfois je peux être inspiré et à la hauteur de ces moments particuliers d'une sexualité plus amoureuse.»

Laisser faire la jeune femme vierge

J'eus la chance lorsque j'étais jeune, et pour la seule fois de ma vie, d'être en relation avec une jeune femme adorable qui était encore vierge, alors que je ne l'étais plus : Jasmine.

Elle me cherchait avec son innocence et une volonté claire de se rapprocher. Elle avait ces précieuses qualités d'insouciance et d'oser l'inconnu. Nous avons commencé cette relation en douceur. J'étais dans une phase de ma vie où je vivais de nouvelles expériences, et j'étais en quête de qualité et d'autres valeurs, d'autres approches dans les relations femme-homme. Nous avons joué et flirté, la relation prenait de l'importance et je m'engageais progressivement plus. Jasmine m'avertit avec honnêteté et simplicité qu'elle était vierge. C'était pour moi une chose belle et heureuse, je n'avais donc aucun problème avec cela. Au contraire, cela me touchait et me faisait plaisir. Je lui proposai de laisser venir le moment où elle sentirait que c'était bon pour elle, pour son corps, d'être pénétrée. Je ne ferais rien dans ce sens sans une initiative ou un signe clair de sa part ou de son corps. Jasmine fut sécurisée par ce contrat, et pendant trois mois environ, nous jouâmes, nous fûmes «en amour» et très sexuels dans tout le spectre des échanges que de jeunes amants peuvent naturellement explorer, sans pénétration de son sexe par le mien. Ceci me reste comme un souvenir extrêmement beau et innocent. Le jour où il y eut pénétration, cela se fit sans effort, sans douleur... naturellement et très agréablement. Nos sexes avaient décidé du moment pour se rencontrer. Une expérience initiatique pour les deux !

Se laisser faire dans le sommeil
Une expérience de Thomas

«Elle a partagé avec moi son fantasme de se réveiller très doucement pendant l'acte sexuel.

Ainsi une nuit, il était 3 h du matin et je ne dormais pas, je la regardais, plein de désir et de douceur, et j'écoutais son rythme, son énergie, sa respiration et le langage de son corps. La sentant réceptive et ouverte, je me mis à la caresser avec une grande délicatesse et, au bout d'un moment, elle se mit à mouiller dans son sommeil. Je me mis très délicatement contre elle et, après quelques minutes de cette présence et de cette écoute, je la pénétrai doucement. Elle dormait toujours mais sa respiration était plus accélérée, puis quelques instants encore et elle murmura quelque chose à haute voix et avec amour, dans un état de demi-sommeil. Elle s'était réveillée doucement, sans peur, dans une ouverture et un amour total et s'était laissée entièrement faire durant tout l'échange amoureux. Nous poursuivîmes nos ébats jusqu'à nous rendormir l'un dans l'autre. Ce fut autant pour elle que pour moi une expérience marquante par son intensité et sa beauté.»

Laisser faire en s'attachant
C'est aussi avec Jasmine que je fis une exploration singulière et nouvelle. Un ami m'avait parlé avec beaucoup d'enthousiasme d'un jeu qu'il avait joué avec sa femme : ils s'étaient attachés au lit, chacun à leur tour, avec des foulards colorés indiens et une musique d'ambiance envoûtante.

Cela me semblait sympa et pas trop sadomaso, ce que je n'aurais pas supporté. Et Jasmine me fit le cadeau de dire oui. Nous étions donc bien deux.

Ainsi, pendant plus d'une heure, j'eus la liberté d'aimer Jasmine et son corps. Elle m'était offerte sur mon grand lit à baldaquin fait maison. Nous avions bien sûr un contrat de pouvoir dire non, de demander, selon ses besoins, une pause ou quoi que ce soit qui ferait que l'échange soit sans tensions. À part cela, l'invitation était de se lâcher, de se donner et de laisser faire. Pour moi, ce fut excitant, je débordais de créativité et d'envie d'aimer ma bien-aimée. À un moment, je fus même bouleversé de sentir combien elle m'offrait son corps, comment elle m'offrait ce pouvoir sur elle. J'aurais pu en abuser, mais au contraire, cela ouvrait mon cœur, cela me donnait un sentiment profond de respect, de gratitude et de beaucoup d'amour. Vers la fin, elle eut des sanglots de joie, son cœur avait tellement reçu sans pouvoir ou avoir à redonner, il s'était ouvert. Elle me demanda de pouvoir me serrer dans ses bras et je la détachai. Nous vécûmes l'inversion des rôles un autre jour, et j'aurais voulu que cela dure encore des heures, tellement c'était bon de ne rien faire et de recevoir autant. Je me rappelle que j'étais donc sur le dos, attaché, ma belle était assise sur mon sexe et faisait sa petite vie... Et que j'avais envie de bouger mon bassin avec elle pour mieux sentir la pénétration. Et qu'à un moment, j'eus le coup de génie d'oser ne plus bouger et de vraiment sentir comment c'était d'accueillir ses mouvements d'amour, dans la détente et la respiration. Je découvris que c'était encore plus fort de ne rien faire et de laisser faire le contact. Simplement être présent, totalement, pour sentir tout ce qu'il y avait à vivre dans ce moment-là. Ma partenaire eut un passage à vide et on s'arrêta, mais tout ce qui avait précédé fut pour moi divin. Et je ne révèle pas tout!... Il me reste une immense gratitude pour Jasmine et son initiation lumineuse. Elle m'a permis de découvrir et d'expérimenter profondément le laisser faire.

Laisser faire le rougissement

Je me rappelle les années de ma jeunesse où mes rougissements me crucifiaient. Mes yeux se mouillaient, ma peau devenait moite, et tout mon visage rougissait. Je trouvais cela humiliant et très embarrassant. Fort de mes expériences dans le travail psychocorporel, j'eus une révélation un jour, lorsque je décidai d'accepter et de sentir le phénomène du rougissement, au lieu de lutter contre lui. Et ce que je sentis était en fait vraiment agréable, mais même plus que cela: c'était orgasmique! Cette chaleur et cette force ascendante qui prenaient possession de ma tête, qui bouleversaient mon visage. Et, petit paradoxe malicieux, depuis je n'ai quasiment plus aucun rougissement!...

Laisser faire la grippe

Un mardi de travail, six consultations dont plusieurs se suivent sans pause, une journée intense mais habituellement agréable – j'aime avoir une journée bien remplie.

Un mardi également de défi: je suis au début d'une grippe intestinale et je n'ai pas voulu annuler mes séances. En tant qu'indépendant, je ne me l'autorise guère.

Comme je vais souvent aux toilettes, je suis passé à 8 h 30 chez le pharmacien auquel j'ai demandé un antidiarrhéique. Je me dis que j'ai cette sécurité. J'en prendrai si nécessaire. La fièvre me donne un œil vitreux et la peau moite, je sens mon front qui transpire un peu... et je décide de sentir tout cela. On verra bien.

Ma journée de travail commence. Attentif à mes symptômes, je travaille et laisse le travail se faire. Je passe aux toilettes entre deux clients, je profite du retard d'un autre, je me relaxe dans la pause du milieu de la journée et tente de prendre de l'avance avant le suivant. J'oublie de prendre les médicaments, je bois ce que je peux. En fait, je suis collé à mon corps, dans la sensation ; mes symptômes de fièvre et la faiblesse de mes intestins attirent généreusement mon attention. La sensation de mon ventre bouleversé ou de ma nuque humide, de mes yeux fragiles ou de mes mains hésitantes me touche. Je m'en remets aux saints, Buddha et tous les autres qui veillent sur nous !

Et les consultations se passent très bien. Je les trouve même très efficaces.

Je sens que pas une goutte de mon énergie ne se distrait à lutter contre la maladie ou la situation, même pas en y pensant. Toute mon énergie est présente pour la vivre, pour nous soutenir.

Nous soutenir ?

Oui, me soutenir à être dans le travail, soutenir le corps qui est le lieu d'un remue-ménage, soutenir la grippe qui brûle ce qu'elle doit brûler. À chacun son travail, en somme. J'ai rarement senti autant la coexistence pacifique de ces trois compagnons.

Moi je m'occupais de mes consultations, je laissais le droit au corps de s'occuper de sa grippe et je laissais à la grippe le droit de faire son travail. Comme s'il y avait de la place pour tout le monde, en fait. Je suis sorti de cette journée, heureux, serein, lavé et étonné.

Laisser faire le marteau

En vacances en montagne, j'étais en train de clouer une planche et, à un moment de maladresse, je donnai un bon coup de marteau sur l'un de mes pauvres doigts. J'eus le coup de génie en même temps (!) de ne pas me défendre. Par exemple en secouant la main pour évacuer la douleur désespérément et en disant un gros mot, ou en étant fâché. J'eus donc le réflexe inverse de ne rien faire, de décider à la milliseconde de me laisser traverser par ce coup. Ma bouche s'ouvrit et la seule chose que je fis fut de contrôler ma respiration, afin qu'elle reste fluide. Ce fut intense, le coup de marteau sur mon doigt résonna, comme des ronds dans l'eau, commença à envoyer des ondes, des vagues de choc qui montaient dans la main, dans le bras, je sentis une chaleur envahir mon visage, des perles de sueur naître sur mon front, j'étais totalement bouleversé. Quelle expérience ! À nouveau j'observai que l'intensité de la douleur se transformait en intensité simplement, qui se diffusait librement dans l'espace ouvert de mon corps, je n'ose pas trop le dire mais ce fut... orgasmique.

Laisser faire les oreilles, entendre

Un couple qui s'entend bien, c'est probablement un couple qui est capable de s'entendre, de s'écouter, de recevoir ce que dit l'autre. A contrario, un couple qui réagit à ce que l'autre dit, qui a de la peine à entendre l'autre est un couple normal peut-être, mais dysfonctionnel quand même.

Faisons l'expérience de se laisser entendre. Mon partenaire parle. D'abord, je peux me relaxer sur ma chaise ou mon fauteuil. Il n'y a rien à faire, nulle part où aller. Simplement écouter l'autre. Mais si je ne fais rien, je fais quoi ? Je suis où ? L'autre parle, partage, s'exprime. Les mots arrivent par le son et viennent toucher mes oreilles. Mes oreilles fonctionnent bien, elles font leur travail très bien, toutes seules. Je peux leur déléguer ce travail. Automatiquement, pour la plupart d'entre nous, nous croyons que nous écoutons ce que l'autre dit. En utilisant notre mental, nous tentons de réfléchir et d'essayer de comprendre. Malheureusement, à cause de lui, nous sommes très rapides à interpréter à la lumière de notre petit passé, avec «l'intelligence» de tout ce que nous avons accumulé comme informations et comme filtres. Ce qui n'est donc pas intelligent du tout si nous voulons être en prise directe avec le vécu de notre partenaire. C'est l'autre qui nous parle et qui a besoin d'être entendu, ce qu'il ou elle a à dire lui appartient et provient d'une autre sensibilité, d'une autre «culture» que la nôtre, d'un autre contexte. Entendre ce que l'autre aimerait partager n'a donc pas nécessairement besoin que nous comprenions ou que nous soyons d'accord, ou que nous ayons vécu quelque chose de similaire. C'est même sûrement autre chose, et c'est parce que c'est autre chose que la relation nous enrichit. Sinon, pourquoi échanger?

Le mental s'immisce comme un brave petit soldat qui a toujours la réponse, qui associe plus vite que son ombre, qui peut toujours dire «ah mais ça, je connais!». Avez-vous déjà fait cette expérience qui consiste à faire écouter une belle musique à un ami? Vous partagez un morceau qui fait vibrer votre cœur, vos tripes, c'est donc quelque chose de précieux, unique et merveilleux! Aux premières notes, votre ami s'exclame sans délai: «ah mais ça, je connais, c'est... attends, c'est pas Muse? Ah non, c'est autre chose, mais tu l'as trouvé où? Alfredo ne l'avait pas passé à sa fête l'année passée? etc.» Bref, il n'a rien reçu de cette magistrale musique et son dernier mot sera: «ouais, pas mal, mais y'a mieux!» L'expérience n'est pas allée trop loin, pas plus loin que la surface, pas plus loin que notre mental. Le mental est le champion de la surface. Honneur à lui, mais comment aller plus profond dans l'écoute ?

En utilisant mon attention. Je peux devenir attentif à un certain nombre de choses lorsque mon ou ma bien-aimé(e) parle. Le son, si je laisse faire, entre dans mes oreilles et caresse ou agresse. Puisque je ne suis pas tendu mais attentif, je peux me relaxer, je peux sentir. Et les paroles font leur chemin, certaines réveillent des pensées ou des images, d'autres viennent me toucher au cœur ou au ventre. D'autres entraînent une réaction de défense dans mon corps, je peux sentir tout cela si je suis suffisamment attentif. En fait, j'ai beaucoup d'informations à décoder chez moi, j'ai beaucoup de résonances à percevoir, d'impressions et de sensations, à recevoir l'ampleur de ce que l'autre exprime et donne. Lorsque je permets à cette épaisseur ou à cette profondeur d'expérience d'exister, lorsque je me relie à elle, il est clair que je risque moins de réagir et que j'ai plus de chance de répondre, de donner un répondant, d'être un répondant. C'est aussi valoriser et honorer ce que l'autre prend la peine de donner, d'exprimer.

Laisser faire l'électricité

Une petite expérience où, humblement, j'ai failli passer de l'autre côté, fut celle d'une électrocution avec la perceuse de mon père, à l'âge de seize ans. Dans le jardin d'un chalet, j'étais pieds nus dans l'herbe humide. Le cordon électrique s'enroula autour du moyeu, bloqua la machine, ce qui généra un choc électrique avec mes mains agrippant la machine et ne pouvant s'en libérer. Traversé par le 220 volts, je criais, mais je ne voyais plus rien et, après j'imagine quelques secondes horribles de ce marteau-piqueur qui traversait mon corps, je commençais à faiblir, j'avais le sentiment que j'arrivais au bout. J'avais quelques visions de ma vie, je me résolvais à disparaître. Je me rappelle ce moment d'acceptation de ma fin imminente. Je me souviens que je lâchais, je me laissais faire. C'est à ce moment-là que la machine me fut arrachée des mains par mon père, mais qui malheureusement subit le même sort. La machine fut aussitôt collée dans ses mains et l'électrocuta. À la seconde où je fus libéré par lui, je me trouvai debout et j'arrachai enfin le cordon de sa prise dans le chalet. Secoué, un peu brûlé, je m'en tirais bien, mon père également. Mais j'avais goûté à un espace inconnu jusque-là. Ce qui me resta, c'est que je n'avais pas eu peur, je n'en avais pas eu le temps. Et que j'avais dit oui, que je pouvais dire oui, même à la mort, dire oui à la dernière chose que je me souhaiterais.

Je crois avoir entendu que les Tibétains se préparent à la mort toute leur vie. Oui, mais à quelle mort? Si nous prenons ceci comme une métaphore, pouvons-nous donc apprendre à laisser mourir les choses, les situations, les souvenirs, les relations, les illusions? En thérapie, on appelle cela faire le deuil, boucler une histoire, passer à autre chose.

Et lorsque je laisse faire dans une situation, c'est alors comme si quelque chose de moi n'existait plus, mourait en quelque sorte. Mais il semblerait que ce n'est pas la partie la plus intéressante de moi qui soit mise de côté. En Orient, on l'appelle l'ego, ici, l'orgueil, cette partie qui pourrait dire: «c'est moi qui l'ai fait!» Si je ne le fais pas, c'est que peut-être je peux décider de (me) faire confiance, que parfois les choses se font sans moi, sans effort de ma part. Pas sans ma présence, mais sans ma volonté et sans ce petit soldat (l'ego – le mental) toujours prêt, qui veut toujours être au front, se battre, interférer, avoir son mot à dire, ou du moins s'agiter, le temestat infatigable et obsessionnel de mes angoisses.

Laisser faire la mort

Ajanta est une femme éclairée et directe. En allant visiter son oncle sur son lit de mort, elle eut l'intuition que ce vieil homme s'accrochait et manifestait une tension désagréable. Elle s'entendit lui dire : «tu sais, si tu aimerais partir, fais-le, c'est vraiment ok, tu as le droit de mourir, tu peux te laisser aller...» Et dans une présence silencieuse, quelques minutes plus tard, le vieil homme put s'en aller, sereinement.

Mon bien-aimé père, ce génial et vieux rascal, choisit de quitter son corps quatre semaines après la grande célébration du 60e anniversaire de son mariage avec ma mère. Nous avons tous eu l'intuition qu'il avait tenu jusque-là, puis, peut-être, consciemment ou inconsciemment, il se laissa faire et la mort l'emporta avec douceur, sa bien-aimée à ses côtés.

Dans une cérémonie pour accompagner une femme décédée, le lama tibétain nous surprit tous vers la fin en lui criant : «Et maintenant pars, tu peux partir, nous te laissons partir!» Toute l'assemblée se mit à crier ces mêmes mots, nous enjoignant à laisser la défunte faire son chemin, se libérer de nous, à la laisser partir.

Invitation à partager vos histoires

J'aime ces histoires, car elles me font sentir qu'il existe une profonde intelligence qui nous échappe. J'ai décidé d'en mettre d'autres (celles qui étaient en annexe dans la première impression du livre) sur le site internet du livre : www.laisserfairelamour.ch.

J'invite aussi les lecteurs à m'envoyer par mail leurs histoires de «laisser faire». J'aimerais pouvoir également, avec votre accord, les partager sur le site. Bienvenue donc à vos histoires exemplaires, initiatiques et révélatrices de cette attitude de vie.

Comment passer du mode «faire» à celui du «laisser faire»?

Si la question se pose, si le luxe du moment nous permet de choisir, comment faisons-nous pour opérer ce passage naturellement ou par décision éclairée?

La voie naturelle advient par fatigue, par ras-le-bol, par le mouvement du balancier. Après avoir donné une impulsion, une énergie pour que la chose se fasse, on laisse se développer le mouvement, on laisse s'épanouir l'effort, on surfe sur la vague... Combien d'entre nous ont déjà vécu cette expérience où, par fatigue, nous lâchons l'intention d'obtenir quelque chose ou quelqu'un, et c'est à ce moment précis que la chose ou la personne arrive... Dans l'échange amoureux, nous faisons probablement tous un peu cela : je te caresse, je me laisse caresser, tu me prends et tu m'étreins, je te prends et te serre contre moi... C'est une danse et cela se fait sans pensées, sans science, naturellement.

La prise de conscience et la décision de ralentir, d'arrêter de faire au service du laisser faire, nécessitent souvent un petit sursaut d'intelligence.

Nous sommes à une époque où nous devons probablement réapprendre cette attitude peu moderne, ou suspecte car apparemment inutile et peu glorieuse de prime abord.

Autrefois, on ne pouvait pas faire boire un âne qui n'avait pas soif. Aujourd'hui, il est clair que nous avons la technologie et que nous sommes capables de dominer ce genre de problème et de faire boire le pauvre âne. Que s'il faut pousser la rivière, eh bien, nous le ferons. Mon formateur en Gestalt-thérapie nous avait suggéré de tirer sur l'herbe pour voir si elle pousse plus vite. Je dois avouer que je n'ai pas essayé, mais la métaphore provocatrice en rapport avec la thérapie et au développement personnel et relationnel m'avait inspiré.

> **Je crois que parfois, nous devons nous appuyer sur une détermination, sur une énergie radicale ou même de colère pour enfin arrêter de nous agiter, cesser de trafiquer avec la réalité et oser.**

Oser faire confiance au vide, à la perte de contrôle, à l'intelligence du processus, au rythme des choses, au retour du balancier, au fait de lâcher le résultat. Il pourrait donc y avoir des occasions où nous désobéissons au réflexe, à l'habitude, à la légitime routine «naturelle» de nos comportements mécaniques, pour ralentir, accueillir, pour laisser se développer les choses sans nous, nous enlever de là.

C'est un travail exigeant sur l'ego, sur l'orgueil, sur le sentiment que «c'est moi qui le fais» – tout seul. J'envie les musulmans de pratiquer si naturellement cette petite phrase: «Inch Allah», «si Dieu le veut». Nous avions «ainsi soit-il» ou « que ta volonté soit faite». De nos jours, ils ont été remplacés par: «yes, we can», «tu peux le faire» ou «just do it» – «simplement, fais-le»...

En amour, lorsque je propose à des couples de laisser faire, bizarrement, c'est nouveau. C'est une trouvaille. Et cela change radicalement les expériences. Paradoxal, étonnant, surprenant, illogique, incompréhensible, mais efficace. Lorsque les couples prennent ce risque, ne serait-ce qu'un peu, ils peuvent bénéficier tout de suite d'«un retour sur investissement». C'est mon observation dans les séminaires que je donne. Mais avant, quelles résistances il peut y avoir! Quelles angoisses émergent d'aller dans cet inconnu – ce «no-mind's land»! Et chez les hommes cela peut être encore plus grave et tendu.

Lorsque le thérapeute, l'animateur du stage propose de ne rien faire, ou de laisser faire, cela facilite l'expérimentation et l'engagement, pour certains. Tant mieux. C'est un soutien extérieur, nécessaire d'abord, secondaire ensuite. C'est une chance d'être initié.

Cela me rappelle les deux premières années de Jade, ma fille bien-aimée. En tant que nouveau père enthousiaste, par conscience et pour réparer mon passé, je décidai avec bonheur de lui consacrer deux jours «de garde» et de concentrer tout mon travail sur les trois autres jours de semaine, plus quelques week-ends par an pour les séminaires. Je n'avais donc plus de temps pour moi, et après la belle vie que j'avais menée pendant les quarante-sept ans précédents, cela voulait vraiment dire quelque chose. Ma vie serait dévouée à la famille et au travail. Point. Et ma fille, petit être innocent et parfait, m'initia à avoir du temps, à «perdre» du temps. Je n'ai jamais autant pris le temps, dans ma vie entière. J'ai fait des choses que je n'avais jamais pris le temps de faire, comme de me promener à cent mètres à l'heure, au rythme des fleurs et des événements imprévus du trottoir. Quelle créativité! Quelle disponibilité! Avec cette qualité de relation avec le temps et avec le monde, comme par hasard, le sens de mes priorités s'affina. Mon efficacité en fut améliorée. Du coup, mes résistances eurent moins d'énergie et moins de temps, moins de place dans ma vie. Je n'ai jamais autant écrit pour mon travail que depuis que j'ai mes deux enfants. Avant, quand j'avais tellement de temps, de vacances et plus d'argent, je n'arrivais guère à prendre le temps. Ma fille m'a initié à ralentir et à goûter au monde du laisser faire.

Si nous désirons apprendre, nous avons des occasions d'être aidés, d'être guidés. Quand j'écoute les femmes et leurs besoins au fil des consultations que je donne, quand j'écoute leurs revendications, je suis persuadé qu'elles ont un rôle à jouer, qu'elles peuvent participer à promouvoir le laisser faire, à développer l'approche de type féminin – c'est leur essence même. Bien sûr, de manière amicale et intelligente. La critique intempestive, la plainte, le blâme, les explications maladroites ou trop romantiques ne servent pas cette cause. Il faut revoir la méthode. Mais les femmes, et j'assume la généralité, semblent, même inconsciemment, connaître dans leurs cellules, dans leur sexe, dans leur cœur, le secret de cette approche, de cet équilibre, de cette qualité complémentaire dont nous parlons tout au long de ce livre. Ce n'est pas un raisonnement, c'est une sensation, donc j'y crois très fort.

Je suis un homme. Je désire honorer et reconnaître combien je dois à toutes ces femmes d'avoir été accueilli et initié. Elles l'ont fait parfois en me harcelant, mais surtout avec leur cœur, avec leur intelligence, avec leur sexe, avec leur vulnérabilité.

Laisser faire, un renoncement qui ouvre une porte

À nouveau, ne rien faire est l'une des choses les plus dures à... faire. En thérapie et en désespoir amoureux par exemple, la première question est très souvent: «qu'est ce que je peux faire?» Pour rigoler, les enfants, à quelqu'un qui leur pose la question: «je fais quoi?», répondent: «tu fais bli!», ou plutôt «tu faiblis». Est-ce une boutade ou un morceau d'immense sagesse? Faire «bli-bli» est amusant et pourrait aider. «Faiblir» est la direction opposée à notre réflexe, et pourtant n'est-ce pas une bonne piste pour traiter notre difficulté? Lorsque nous sommes affairés à trouver vite quoi faire ou à faire quelque chose à tout prix, cela provient d'un besoin urgent de nous rassurer, de prendre le dessus, de reprendre le contrôle pour nous sentir à nouveau forts dans la situation. Souvent nous nous excitons, nous réinjectons une énergie de réaction qui renforce la confusion ou les remous. Nous craignons donc de renoncer à ce contrôle plein d'espoir.

Et si nous ralentissions? Et si nous ne faisions rien, si nous restions présents, que nous «faiblissions», que nous ne nous battions pas tout de suite avec la situation, que nous ne la prenions pas personnellement, que nous nous offrions le luxe de laisser naître une solution de notre inconscient ou des forces et des ressources en présence?

Que nous soyons dans l'invitation.

La précipitation n'aide pas le processus, ni l'amour. Ne rien faire en amour peut paraître étrange. La suggestion dans ce livre est de ralentir, de moins en faire ou parfois de ne rien faire, mais pas de démissionner ou de se couper de ce qui se passe. Rester présent est une forme d'activité... à plein-temps, ou du moins à plein régime!

Lorsqu'un jeune parent, frénétiquement, berce et tapote son bébé pour le calmer, il s'active et essaie de faire quelque chose qui calmera plutôt son angoisse. L'enfant sent l'angoisse et l'attente de son père (ou de sa mère), ne sait pas comment y répondre, et cela alimente son désarroi, sa peine ou sa colique. Lorsque le parent ralentit, lorsqu'il arrête de faire et de se battre avec les pleurs de l'enfant, qu'il se relaxe et devient présent dans la relation, l'enfant a une chance d'être contaminé par son calme et, après un temps, se tranquillise et dort bien après cette décharge enfin accueillie.

En amour, nous faisons beaucoup de choses pour nous rassurer, en croyant que cela est juste, ou pour faire plaisir, en pensant que l'autre va aimer.

Être présent n'est pas facile. Beaucoup d'hommes s'endorment si rien ne se passe, s'il n'y a rien à faire. Nous sommes nombreux à nous laisser errer dans des pensées vagabondes et mécaniques lorsque nous nous arrêtons de faire, lorsque, apparemment, il n'y a rien, rien à faire, rien de spectaculaire, pas de nourriture pour notre mental. Combien de femmes, grâce à des moments d'amour sexuel avec leurs maris, peuvent décrire par cœur les rideaux de leurs chambres à coucher, ou ont repéré toutes les toiles d'araignée au plafond... Difficile d'être présent. Difficile de ne rien faire ou d'être avec une seule chose, d'être entier et serein à la fois.

À notre époque plus que jamais.

Koen Haegens, journaliste danois, a écrit un livre intitulé Prenez le temps (non traduit), où il nous dit que comparativement aux années 1950, nous parlons 50 % plus rapidement, que nous avons au moins une demi-heure en moins de sommeil.

Les symphonies, lorsqu'elles ont été créées il y a deux siècles, étaient jouées plus lentement. Elles avaient le luxe du temps et d'un tempo moins acharné. Aujourd'hui, ces œuvres sont jouées beaucoup plus rapidement et ont perdu plusieurs minutes. Mozart n'avait pas trop de notes à jouer, mais nous n'avons pas assez de secondes pour respirer.

Le rythme du corps et des sensations est plus lent que celui de notre mental et de nos pensées.

Recevoir et se laisser toucher

Comme la difficulté de recevoir revient beaucoup dans les consultations, j'aimerais encore apporter quelques pistes à ce sujet.

Recevoir est une «activité» consciente, soutenue et, parfois, un besoin de décision se fait sentir. Nous décidons d'accueillir au lieu de donner, d'être juste présent au lieu de faire ou de partir dans nos pensées, de ne pas rendre ni même d'y penser. Nous pouvons aussi décider de ne pas décider, nous en avons le droit, alors nous risquons d'être moins entier, repris par ce qui est automatique et conditionné en nous, par notre habitude de contrôle, peut-être sur le qui-vive ou mobilisé par la crainte... N'est-il pas dangereux de recevoir? C'est vulnérabilisant de nous mettre dans cette position. Donner, souvent, peut nous mettre en position forte, semble nous procurer une sensation de contrôle et de pouvoir dans la relation. Recevoir nous invite à faire confiance, d'abord à nous-mêmes, que nous pourrons composer avec ce qui se passe, qu'il n'y a pas de réel danger ou que, si danger il y a, nous serons capables d'y répondre.

Prenons le contexte d'un massage reçu, nous pouvons apprendre à quitter le déclencheur du plaisir, être touché, pour nous immerger profondément dans la source (la sensation sur notre peau, dans notre corps et notre cœur) du plaisir de recevoir le massage qui est réellement en nous, incarné. Et donc, sans illusion d'optique, le plaisir vit d'abord en nous et nous pouvons le laisser grandir ou prendre une belle place. Grâce à la main de notre partenaire, nous pouvons sentir notre corps et ces effets vitalisants et bienfaisants.

Recevoir est un risque. Un bon risque. Nous pourrions imaginer qu'il y ait maladresse, brusquerie, choc ou douleur quelque part. Si nous sommes en contact avec l'ampleur et l'intensité de ce qui nous fait du bien, le choc d'une main maladroite aura peu d'impact, sera donc peu envahissant et s'évacuera naturellement par notre bouche, par un son ou une expiration un peu plus dense. Si nous sommes tendus et dans la crainte d'une maladresse, à l'affût d'une faute, le choc viendra taper contre notre rigidité et ne sera donc pas absorbé, il secouera toute notre carapace, nous le sentirons beaucoup plus désagréablement. Une boule dans un jeu de quilles sur une moquette d'angora moelleux ne fera pas de bruit ni de dégâts, mais sur un parquet solide et compact, elle fera un vacarme menaçant.

Un masseur est bien meilleur lorsqu'il est bien reçu. Il devient bon, inventif, sensible et inspiré. Une bonne réceptivité induit de belles dispositions chez le masseur. L'inverse est aussi vrai. Un massé absent, perdu dans ses pensées, tendu et réactif induira une nervosité ou une démission même chez un très bon masseur...

La réceptivité est un rayonnement, c'est un cadeau pour celui qui donne.

C'est donc à ne pas confondre avec la passivité, la soumission, la résignation, ou un monnayage misérable qui ressemblerait à : «je prends sur moi, je ne veux pas déranger l'autre» ou «si je ne dis rien, on va m'aimer plus».

Reconnaître que nous avons de la peine à recevoir est déjà une bonne première étape. Ne pas se perdre dans les excuses, les justifications et toutes les bonnes raisons que nous avons pour ne pas nous laisser aller à recevoir, souvent «à cause de l'autre» ou du passé. Réhabiliter et valoriser le recevoir ? Réapprendre à accueillir ? Être d'accord de lâcher les armes, de baisser la garde, d'apprendre la nouvelle que la guerre est finie, ou du moins qu'il y a une trêve ? Avec une décision, il peut y avoir un réapprivoisement de cette fonction du recevoir qui est naturelle et connue depuis notre naissance. Les femmes en particulier qui cherchent à réinviter le féminin, à en faire l'expérience et à se l'approprier, peuvent faire un merveilleux chemin. Et je crois qu'elles peuvent le faire avec leur mari, leur compagnon, si celui-ci est ouvert et attentif. Cela nécessitera de la sensibilité et une progression consciente dans l'approche, avec des balises, des limites bien définies et des possibilités d'expression, en bref du dialogue. Une thérapie de couple parfois sécurise ce travail de (re)découverte.

Si nous envisageons de recevoir dans l'amour, c'est la même chose. Lorsque nous nous rencontrons sexuellement, nous donnons et recevons, nous bougeons notre corps vers l'autre, et nous suivons son mouvement. C'est un va-et-vient, des vagues qui arrivent et qui se retirent, des montées et des ralentissements. Si je suis à l'intérieur de mon corps et en contact avec ce que je ressens, je pourrai recevoir, je pourrai aussi sentir où aller, où donner. Cette présence à soi donne la connexion et la direction.

Dernières Lueurs

Érotiser sa vie

Nous demandons beaucoup à la sexualité. Nous attendons d'elle de belles choses, nous sommes parfois exigeants ou très fâchés lorsqu'elle ne répond pas à nos attentes...

La relation est à double sens, heureusement. Nous pouvons aussi nourrir, soutenir et développer notre sexualité. Nous avons la possibilité d'érotiser notre corps, notre vie.

Comment sexualiser sa vie ? Alors que certains s'occupent de «comment mettre plus de sexe dans la pub ?», pour nous, c'est différent : comment colorer de cette qualité érotique, de cette vitalité sexuelle notre quotidien ? C'est une telle belle énergie, elle est si puissante et guérissante. Comment bénéficier de cette dimension de la vie dans nos actes, dans nos perceptions ? Et gratuitement, hors contexte sexuel génital, sans plan pour aboutir à une relation sexuelle.

Nous avons la conscience que c'est une énergie que nous pouvons sublimer, transmuter. C'est aussi une énergie que nous pouvons inviter dans des lieux et des moments respectables, importants, étonnants.

Quelques exemples.

Ainsi, au long de notre vie, nous découvrons naturellement que certaines parties du corps évoquent une promesse érotique. De leur accorder une attention et de commencer à les aimer développe dans ces lieux une présence érogène émouvante. L'oreille, l'espace entre les orteils, derrière les genoux, la zone de l'anus, les paupières ou les lèvres se réveillent et deviennent des portes, des invitations intimes. Nous sommes très inégaux à ce sujet, mais avec de la détente et de la relaxation, avec de la présence et une autorisation au plaisir, ces lieux peuvent se charger de sensibilité et d'excitation.

C'est parfois avec un nouveau partenaire que nous élargissons notre cartographie érotique, et nous pouvons nous approprier un peu plus de notre potentiel sexuel qui en devient apparemment infini.

Les symptômes que nous ressentons dans des zones particulières de notre corps, comme se sentir envahi, trop sensible, douloureux, chatouilleux, indiquent exactement les zones à potentiel érotique. C'est une histoire de contexte, de relaxation, d'intégration et de codage... Au début de l'amour, une caresse sur la nuque peut donner un frisson, et après douze ans d'usure et dans le stress des défenses, cela devient: «mais arrête, ça m'énerve!» Toutes ces zones sont d'abord sensibles, il s'agit de décider de ce que nous en faisons.

Érotiser les creux... Il y a des trésors de sensibilité dans nos creux, dans nos plis, dans nos recoins, autour et dans nos orifices. Cela m'a toujours frappé combien c'est agréable de masser le dessous du corps, lorsque la personne massée est par exemple sur son ventre, de venir chercher et toucher ce qui est caché, ce qui est protégé par la table. Nous pouvons développer l'érotisation de notre peau et de tout notre corps, et je ne parle que du sens du toucher. Nous pouvons aussi développer l'érotisation par les autres sens, comme par le regard, l'odeur, le goût ou par le son.

Dans ma vie, j'ai reçu des milliers de massages de toutes sortes. J'aime ça et j'en demande dès que je peux. J'ai donc pu me faire une idée de ce que j'aime chez les masseuses ou masseurs. Certains viennent avec un mental clair, une technique irréprochable. D'autres y ajoutent du cœur, et leur toucher est davantage enveloppant, chaleureux. D'autres encore amènent une qualité méditative et conjuguent à bon escient les silences avec leur prouesses tactiles. Et, rarement, certains massent en plus avec leur bassin, avec leur sexe.

Et cela donne quoi? Un toucher «juicy» comme on dit en anglais, juteux, transportant, bouleversant, décoiffant, énergétique et puissant. Ça vient du bas... Et cela peut se faire sans ambiguïté, sans dérapage.

J'aime marcher en sentant mon bassin rouler, mes hanches s'articuler comme dans un bain d'huile, mon sexe ballotté au rythme de mes pas. Lorsque j'inclus cette conscience-là, j'ai la sensation de marcher debout, plus ancré dans la terre, c'est sensuel et agréable...

Une amie me disait combien se promener dans la forêt l'érotisait, la rendait sexuelle et heureuse, sans aucun homme alentour, sans espoir non plus de rencontrer un prince. Gratuitement, rien que pour elle.

Avez-vous déjà écouté une musique avec le cœur? Il est clair que certaines musiques touchent notre cœur. Nos oreilles font bien l'affaire, elles captent le morceau tant aimé. Mais le cœur vibre et nous pouvons le ressentir dans notre poitrine. Alors, avez-vous déjà laissé vibrer votre sexe à une musique? Avez-vous déjà écouté une symphonie classique par et dans votre sexe? La première fois que je l'ai expérimenté, ce fut avec Barbara Hendrix lors d'un concert à Montreux. Descendre et me relaxer dans mon sexe, écouter et recevoir par cette zone si sensible, si résonnante la belle musique. Laisser vibrer et toucher cet amplificateur de sensations. Magnifique expérience! Il y a de la vie dans le sexe. Nous pouvons vivre dans notre corps, ancré dans notre fondement sexuel. Nous avons ce choix.

Spiritualiser sa sexualité

Spiritualiser la sexualité, à l'heure du sexe matériel et mécanique? Ce livre en parle. Je ne crois pas qu'il faut faire de grandes choses ou tomber dans des caricatures trop new age. La spiritualité de chacune-chacun, comme la sexualité, appartient autant sinon plus à notre intimité. C'est de la relation, cela peut nous relier, à soi, à l'autre, parfois aussi à d'autres dimensions telles que notre cœur ou notre esprit par exemple, à ce qui nous dépasse, et nous pouvons y être sereinement ouvert.

J'ai eu le bonheur, pendant quelques années, de proposer des conférences et des séminaires de couple sur le thème de la sexualité à des chrétiens engagés dans leur foi chrétienne et également dans le développement personnel. Un certain nombre d'entre eux y ont participé et leur expérience sprituelle se conjuga vraiment bien à leur sexualité. Je fus bouleversé d'entendre une femme parler d'un moment sexuel qui, pour elle, fut un moment de prière. Un pasteur donna cette belle expression: «un moment de ciel sur terre». Le sacré s'invitait dans des moments de sexualité, de contact génital. Le lien se faisait naturellement. La dimension spirituelle à laquelle ils étaient ouverts venait colorer leur rencontre sexuelle. Une vraie réconciliation pour moi, ancien catholique blessé.

De l'Orient nous vient une inspiration forte, qui est le chemin du tantrisme. Attention, il peut ressembler à beaucoup de choses et il y a plusieurs courants. C'est un chemin audacieux et qui a la générosité de proposer le tissage de toutes les couleurs, toutes les lumières, toutes les énergies.

Marier la sexualité avec le cœur et avec la dimension méditative, spirituelle de notre être, magnifique direction et joyeuse célébration inconditionnelle de tout ce qui vit en nous.

Dernières lueurs

Après les feux de l'amour vient le rougeoiement des braises. Rappelez-vous. En regardant un feu qui tire vers sa fin, nous voyons les braises d'un rouge orange ardent qui changent de ton, de lueur, d'intensité, qui composent un discours mystérieux, un concerto muet, une fête pour les yeux. Dans ces braises, une profonde intensité subsiste et elles délivrent encore toute leur chaleur.

Après avoir réuni les corps, après avoir partagé l'amour et les énergies, qu'il y ait eu de l'excitation, des orgasmes ou juste de la relaxation et du laisser faire, il est bon de rester encore un moment ensemble. Permettre aux braises de nous faire fondre encore un peu, un cran plus profond, de diffuser leur chaleur à nos terres lointaines et froides. L'un contre l'autre, l'une sur l'autre, contact des peaux, cocktail des sueurs, entremêlement des soupirs, disparition du raisonnable, entrée dans le monde profond du silence amoureux. Une transe méditative.

Cela fait bien longtemps, nous avions fait l'amour et ma bien-aimée était couchée sur moi depuis probablement une demi-heure. Je recevais tout son poids et c'était bon. Nus, confortables, amoureux, il n'y avait rien à faire, nulle part où aller, simplement se relaxer ensemble dans les braises, après le feu de joie qui venait d'avoir lieu. Dans ce moment de communion, je ressentais dans mon corps un accueil sans limites. Nos respirations se rencontraient parfois à

l'unisson, parfois en syncope, parfois en décalé. Nous fon-
dions comme glace grenadine au soleil. Il y avait tellement
d'espace entre nos deux corps collés que cela respirait et
se mariait comme ça voulait. C'était harmonieux, immense,
océanique. Je me sentais une terre d'accueil, vaste et gorgée
de chaleur. J'avais la sensation en moi de sa présence qui se
promenait et qui m'habitait paisiblement.

À ce moment, je l'entendis parler et me dire :
«Tu sais, ce que j'aime le plus en toi ?...

C'est ma liberté».

Pour ne pas conclure

Pour ne pas conclure

Qu'allez-vous faire de ce livre? Maintenant est un bon moment pour commencer ou poursuivre l'exploration. Sa lecture partielle ou complète vous a peut-être donné une inspiration, des idées, des pistes?

Faire le pas d'expérimenter quelque chose de nouveau ou de différent peut créer quelques sensations passagères. Je vous souhaite de faire le pas et de garder ce qui est à votre goût, de mettre de côté ce qui ne vous parle pas encore.

Ce chemin n'est pas une autoroute, bien heureusement, et vous pouvez le pratiquer cahin-caha, ou youpee-oupsela, grignoter des petits moments de bonnes choses, les savourer et vivre humblement et joyeusement cette suite d'instants qu'est votre présent.

Rappelez-vous, ce livre propose de ralentir, de se relaxer et de moins en faire, alors laissez-vous surprendre et sachez accueillir ce qui aura enfin l'espace d'exister en vous.

Dans toute exploration à deux, il est bon d'être délicat et soutenant, avec soi-même et avec son partenaire. Ne pas trop expliquer ou comprendre, mais mettre des mots sur vos expériences.

Nous sommes nombreux à partager cette quête de l'amour. Elle donne un sens profond à notre vie. Cette approche développe l'amour, dans le couple, certainement. Et cela rayonne sur les alentours. Si vous avez l'idée audacieuse de changer le monde, alors aimez vraiment votre homme, aimez vraiment votre femme. Aimez lentement.

Remerciements

C'est un moment émouvant de sentir tout le soutien et les encouragements que j'ai reçus ces dernières années pour ce projet de longue mèche.

Je remercie d'abord tous les participants à mes séminaires en Suisse et en France. J'ai appris d'eux et j'ai été très touché de leur engagement, de leurs prises de conscience et de leur éclairage sur cette expérience du laisser faire.

J'ai eu la chance d'avoir Martine Baud Théraulaz à mes côtés. Elle fut mon pilier d'écriture, elle m'a laissé faire, et d'une manière douce et claire, a été disponible pour m'aider à construire mon plan, à proposer ses corrections, à me suggérer des pistes, à m'encourager lorsque je me diluais. Protégé par ses compétences, je me suis senti « sécure » et soutenu pour aller jusqu'au bout.

J'ai commencé à écrire ce livre en 2008 et j'ai apprécié de me réfugier régulièrement pour écrire dans les bibliothèques dites de « la Banane » de l'Unil (Université de Lausanne) et dans celle du Learning Center de l'Epfl (École polytechnique fédérale de Lausanne), le bâtiment le plus féminin que j'aie pu admirer ! Toutes les deux sont situées à Lausanne et ont une belle vue sur mon lac.

Je remercie mon ami Alain Maillard qui, en grand professionnel qu'il est, m'a donné de son temps afin de rendre les choses simples et d'améliorer certains passages.

Je remercie mes amis et lecteurs, Serge Vidal, Francesco Zanone, Yog, Turyna, Denise Weyermann, Thomas Noyer, Mehdi Bennani, Benoît Moureau, qui ont donné de leur temps et leur regard critique et bienveillant, à un moment où le texte était encore bien cru.

Je remercie Catherine Vasey, qui m'a montré l'exemple, m'a aidé à perdre un peu de mon perfectionnisme, qui m'a soutenu et a toujours cru en moi.

Je remercie Marisol, qui avec ses questions, ses doutes et sa recherche personnelle sur l'écriture m'a donné du courage et plus de clarté dans ma méthode.

Je remercie mon ami Igor, qui m'a présenté un chandelier qui symbolisait pour moi, la bonne courbe d'une sexualité relaxée et du laisser faire l'amour (voir couverture, Natalia Gacic l'a merveilleusement stylisé au pinceau).

Je remercie Natalia Gacic, qui a été d'accord de revenir à son talent d'illustratrice pour réaliser les illustrations qui me tenaient à cœur. Parmi ses nombreux talents, elle a celui de pouvoir sentir et écouter ce que je lui décrivais, puis de le traduire en traits. Quel luxe !

Je remercie Stefano Boroni, graphiste, un artiste de la mise en page totalement fiable, qui a supporté mes demandes et tel un aigle, a supervisé et exécuté efficacement tout le projet. Et toujours avec le sourire.

Beaucoup de gratitude à ces formateurs et co-animateurs généreux, inspirants qui m'ont aidé à apprendre et à aimer mon métier : Hiroshi, Jack Painter, Margot Anand, Turiya et Rafia, Sathyarthi et Anubudha, Sudheer, Marie-Christiane Beaudoux, Jean Ambrosi et bien d'autres.

J'ai eu ces merveilleuses personnes de Fondacio, chrétiens engagés et ouverts au développement personnel, Nicole et Dominique, Véronique, Pierrot et Christine et toutes les autres, qui m'ont invité pour des conférences et des séminaires sur ce sujet, qui m'ont fait confiance, qui m'ont offert un accueil profond et un soutien inattendu et aimant. Cette rencontre sur plusieurs années m'a aidé énormément à orienter la matière de ce livre.

J'ai eu moi-même, de la persévérance, de la détermination. Je suis tellement heureux d'avoir appris un peu de discipline et de régularité. Je me sens plein de gratitude pour toutes mes ressources intérieures et mes alliés.

Me reviennent aussi tous ces instants de qualité avec les femmes que j'ai rencontrées, dans le jeu, dans l'amitié, dans la séduction ou sous les draps. Elles sont des lumières dans ma mémoire et font partie de ma religion.

Me reviennent aussi tous ces instants de qualité avec les hommes que j'ai rencontrés, dans la connivence, dans l'amitié, dans les aventures folles et sages. Ils m'ont appris tellement à être un homme vrai, au lieu d'un «vrai homme».

Et j'ai au fond de mon cœur la présence tranquille et aimante de deux amis qui ont changé ma vie, Osho et Luis. Leur enseignement, leur inspiration, leur amour dans ma vie, dans mon travail et pour ce livre, imprègnent tout ce que je suis.

Glossaire

Yoni
appareil génital de la femme

Vajra
appareil génital de l'homme

Yab-Yum
position assise, en tailleur où la femme se loge sur l'homme

Ciseaux
position sur le côté pour unir les sexes.

Stretching
étirement du corps mais aussi de ses capacités relationnelles

Estrangisme
le fait de devenir des étrangers l'un pour l'autre, le contraire de l'intimité

No-mind's land
état sans pensées, sans mentalisation

Hara
siège de la puissance dans le bas-ventre, dans les arts martiaux

Orgasmique
qualité liée à un effet d'orgasme sexuel

Orgastique
qualité liée à un effet de décharge bienfaisante du corps

Attitude zen
attitude sereine de détachement

Envahissable
qui peut être envahi

Bibliographie en français et en anglais

Diana RICHARDSON, *l'Extase Sexuelle*, éd. Gange, 2005.

Diana RICHARDSON, *Amour et Émotion*, éd. Almasta (à paraître en septembre 2013)

Diana RICHARDSON, *Slow Sex*, éd. Almasta (à paraître en septembre 2013)

OSHO, *Tantra, Spiritualité et Sexe*, éd. Almasta, 2003.

Luis ANSA, *La nuit des Chamans*, éd. du Relié, 2011.

Barry LONG, *Faire l'Amour de Manière Divine*, éd. Pocket, 2011.

RUMI, *La Religion de l'Amour*, éd. Points, 2011.

Daniel ODIER, *Tantra, Initiation d'un Occidental à l'Amour Absolu*, éd. JC Lattès, 1996.

Alexandre JOLLIEN, *Petit Traité de l'Abandon*, éd. Seuil, 2012.

VIDAL-GRAF, *Mais Tu Ne m'Avais Jamais Dit Ca*, éd. Jouvence, 2013.

Jean MAHLER, *Une nouvelle thérapie sensitive*, éd. Dervy, 2003.

Margot ANAND, *L'Art de l'Extase Sexuelle*, éd. Guy Tredaniel, 2007.

David DEIDA, *Intégrer son Identité Masculine*, éd. Le Souffle d'or, 2005.

Carl HONORÉ, *Éloge de la lenteur*, éd. Marabout, 2007.

Toni BENTLEY, *Ma Reddition, une Confession Érotique*, éd. Libella Maren Sell, 2006.

John A. SANFORD, *The Invisible Partners*, Paulist Press International 1980. (En anglais)

Malcom GLADWELL, *La Force de l'Intuition*, éd. Pocket, 2007.

Liens utiles

www.loveforcouples.com
Diana Richarson et Michael Richardson sont des précur-
seurs et authentiques chercheurs spirituels. Ils proposent
des livres et des séminaires. Je les recommande de tout
mon cœur. Ils ont une immense expérience et ils vont très
loin dans cette approche du laisser faire.

www.pathoflove.net
Le Path of Love, créé par Turiya Hanover et Rafia Morgan, est le processus de transformation personnelle le plus
puissant que je connais et propose un vrai chemin à retrouver l'amour en soi. A lieu dans de nombreux pays.

Présentation de l'auteur

Je ne suis pas sexologue, ni expert ni professeur, et n'ai jamais voulu l'être. Je ne suis donc pas sérieux, rassurez-vous.

La sexualité a été très tôt une grande question pour moi. Adolescent, j'avais la sensation que cela devait être quelque chose de particulier et d'important que je réserverais à celle que j'aimerais profondément. J'ai même repoussé ma première expérience sexuelle complète jusqu'à l'âge de vingt et un ans, car je désirais la vivre dans de (trop) bonnes conditions. En tant que jeune adulte, dans les années 1976 à 1980, j'ai été formé par l'équipe du fameux et merveilleux homme que fut feu le Dr Charles Bugnon à Lausanne, et j'ai travaillé comme éducateur sexuel pour la jeunesse. J'allais dans les classes d'adolescents et de jeunes adultes pour donner une information et susciter des discussions franches et sereines sur le sujet. Pendant de nombreuses années, j'ai tenté de me mettre à l'aise et de m'ouvrir à cet univers si vaste.

C'est mon engagement passionné dans un chemin de développement personnel, relationnel et spirituel depuis 1980 qui m'a le plus aidé à toucher une qualité, à être sensible à l'aspect relationnel et magique d'une sexualité amoureuse. Cela s'est passé dans le contexte de différentes recherches à cheval sur l'Inde et l'Occident. Ma formation s'est beaucoup faite avec des amis, disciples et chercheurs plus expérimentés que moi, divers enseignants, et grâce à la chance de côtoyer des Maîtres vivants. Mais aussi dans des groupes de formation, des groupes de recherche et de découverte. Nous avons su créer des univers de jeu, de travail et d'exploration merveilleux où nous avons appris à être en relation avec cette énergie qui nous dépasse et à en récolter des perles. Nous avons appris encore à évoluer et à savoir trahir nos vieux systèmes de croyances et d'habitudes désuets, à faire confiance à d'autres chemins intérieurs, à louvoyer dans une créativité joyeuse.

Je me sens riche de nombreuses expériences sexuelles et amoureuses, sauvages, folles, transgressives, douces, sereines et profondes ; avec des temps de solitude, de digestion, de vide et de silence. À l'instant d'aujourd'hui, j'ai réussi quatre couples, de si belles années de vie en commun, d'amour et de sexualité engagés. Ma grande richesse. J'ai même vu naître (tardivement) deux beaux enfants, dont je m'occupe à temps égal avec leur mère. Encore ma grande richesse. J'ai vécu et réussi de belles séparations, conjuguant douleur et retour à soi, m'obligeant à de profonds et nécessaires apprentissages. Chaque femme que j'ai aimée a sa place dans mon cœur et dans ma mémoire. Lorsque je travaille avec ma clientèle, je suis riche de ma vie. Elle m'a été plus formatrice que mes formations.

Puis, le fait d'accompagner et d'écouter une clientèle variée depuis plus d'une trentaine d'années, dans les consultations, les stages, les formations et les conférences que je donne, m'a permis de collecter beaucoup d'informations, d'imbiber par mes sens beaucoup de ressentis et de créativité venant de cette clientèle.

Je donne mes consultations individuelles ou en couple à mon cabinet de Lausanne en Suisse. Je donne également des séminaires de plusieurs jours sur le thème de «Laisser faire l'amour», pour les couples, en France et en Suisse.

Pour toute information sur mon travail, sur le livre ou les dates de mes conférences, veuillez consulter mes sites internet :

www.stephenvasey.ch

Site avec toutes mes activités de séminaires pour couples, de consultations, tous les articles et émissions sur mon travail etc...

www.laisserfairelamour.ch

Site de présentation du livre avec des extraits, des informations techniques, de presse, de conférences, de témoignages et d'articles parus ou d'émissions. Toutes les actualités autour du livre.

Achevé d'imprimer en mai 2014
sur les Presses de l'imprimerie Interpress
Budapest, Hongrie
Dépôt légal : mai 2014